血管内皮機能を診る

循環器疾病管理に生かす評価と実際

北里大学准教授 東條 美奈子 著

南山堂

刊行によせて

"A man is as old as his arteries."

　人は血管とともに老いる．血管の健康はすなわち全身の健康に反映される．生活習慣の変化を背景に我が国においても，動脈硬化を基礎とする疾患は着実に増加してきている．冠動脈疾患，脳血管障害，さらに末梢動脈疾患は増えこそすれ減る気配はない．超高齢社会を体現しつつある我が国においては，健康寿命を確保するためにも血管が鍵を握っているともいえる．しかし，動脈硬化は臨床的に実際に疾患としての症状を出してくるより遥かに以前から，ゆっくりとではあるが進行が開始していることがわかっている．動脈硬化性の変化自体は，早い場合には20歳頃からすでに存在していることが知られている．動脈硬化性疾患の発症予防は，成人になった時点ですでに取り組んでいる必要のある問題かもしれない．そういった意味で，動脈硬化のハイリスク患者を早期に診断することは臨床的にも重要な意味を持つ．

　血管内皮機能の測定は臨床現場でも用いられるようになってきた．血管内皮機能は動脈硬化の初期の段階から鋭敏に変化し，また治療によって改善を示す．血管内皮機能検査は，心血管イベントを予測できるマーカーとなりうるのみならず，治療効果のサロゲートマーカーとしても注目を集める存在となってきており，動脈硬化の診断治療には今後も大きく貢献することが期待されている．

　血管内皮は血管すべての内側に存在し，さらには重要な内分泌器官としての働きもある．血管内皮細胞全体を集めると肝臓よりも重くなる計算になり，ある意味，体の中で一番重い臓器であるという見方すら可能である．本書では，そのような重要器官としての血管内皮という切り口から，動脈硬化につながるさまざまな側面を明らかにしようとしている．基礎に始まり臨床的な応用に至るまで幅広く網羅した意欲的な構成は，読み物として，またレファレンスとしてもお使いいただけると考えている．本書が皆様のお役に立てば幸いである．

2014年11月

北里大学医学部循環器内科学　教授
阿古　潤哉

序

　血管の健やかさを診るうえで，血管内皮機能の状態を評価することは不可欠である．なぜならば，良好な血管内皮機能は生体の健やかさを示すことが明らかになっており，何らかの原因による血管内皮機能不全は，すなわち個体の不健全さの象徴であると考えられているからである．

　血管内皮機能の低下は動脈硬化の初期段階で起こり，運動や減量，薬物療法などのさまざまな効果的介入により鋭敏に改善する．このため，血管内皮機能は従来の冠危険因子とは独立した心血管イベント発症の優れた予後判定指標であるとともに，種々の介入による効果判定指標としても有用である．

　非侵襲的により早期の血管機能異常を検出する検査としては，従来から超音波を用いた上腕動脈での血流依存性血管拡張反応（flow-mediated dilation：FMD）が行われ，多くのエビデンスが蓄積されている．また，新たに登場した指尖容積脈波を用いた反応性充血による血管内皮機能指数（reactive hyperemia-peripheral arterial tonometry index：RH-PAT index）は，その簡便さから一次予防におけるスクリーニング検査や，心臓二次予防領域における介入の効果判定指標としての役割が期待されている．

　本書では，プライマリケアを担当する医師をはじめ，循環器専門医，循環器疾病管理を担う内科医，健診・人間ドックに関わる健診担当医，臨床疫学研究者などを対象とし，血管内皮機能の基礎知識と最新の臨床知見の提供を目的としている．本書が，循環器予防医学における血管内皮機能検査の位置付けを明らかにし，明日からの臨床にどう生かすべきかの手掛かりの1つとなれば幸いである．

　最後に，本書の発刊にあたりご指導ご協力を賜った多くの方々に感謝申し上げるとともに，格別にご尽力をいただいた南山堂の秡川 亮氏に心よりお礼を申し上げたい．

2014 年 11 月

北里大学医療衛生学部　准教授
東條　美奈子

目次 CONTENTS

第1章 血管内皮機能総論 ... 1

1. 血管内皮細胞の役割 ... 1
2. 血管内皮機能異常が起こるメカニズム ... 3
    1. 一酸化窒素 ... 3
    2. 内皮グリコカリックス ... 4
    3. shear stress ... 6
    4. エンドセリン ... 8
    5. 炎症 ... 9
    6. 細胞老化 ... 9
3. 血管内皮機能異常が反映するもの ... 9
4. 血管内皮機能測定の臨床 ... 11
5. 血管内皮機能障害から動脈硬化発症へ ... 13
6. 冠攣縮性狭心症の原因としての血管内皮機能異常 ... 15
7. 今，なぜ血管内皮機能が注目されているのか？ ... 16
8. 循環器予防医学における血管内皮機能の位置付け ... 17

第2章 血管内皮機能測定法 ... 21

1. プレチスモグラフィ ... 21
2. 血管超音波検査機器を用いた FMD ... 22
3. FMD の代用になり得る ABI 軽度異常値 ... 23

4. 指尖脈波を用いた RH-PAT ……………………………………………………… 23
5. FMD と RH-PAT の違い ………………………………………………………… 24
6. 前腕駆血と上腕駆血 ……………………………………………………………… 25
7. 血管内皮機能を反映するバイオマーカー ……………………………………… 25
    1. NO 関連 ……………………………………………………………………… 25
    2. ADMA ……………………………………………………………………… 26
    3. adrenomedullin …………………………………………………………… 26
    4. 高感度 C 反応性蛋白 ……………………………………………………… 27
    5. pentraxin 3 ………………………………………………………………… 27
    6. von Willebrand facotor …………………………………………………… 27
    7. そのほかの内皮障害関連バイオマーカー ……………………………… 28
8. 冠動脈の血管内皮機能 …………………………………………………………… 28

第3章 血管内皮機能測定によって得られる情報 …………… 33

1. スクリーニング検査としての血管内皮機能測定 ……………………………… 33
2. 動脈硬化進展評価指標としての血管内皮機能測定 …………………………… 33
3. 冠動脈疾患の予知と予後予測 …………………………………………………… 34
4. 冠攣縮性狭心症の診断 …………………………………………………………… 35
5. 心臓微小血管障害における診断と治療効果判定 ……………………………… 35
6. 深部静脈血栓症のスクリーニング ……………………………………………… 36
7. 末梢動脈疾患における予後予測 ………………………………………………… 38

第4章 血管内皮機能異常による疾病発症のメカニズム ... 41

1. 一酸化窒素 ... 41
2. 炎　症 ... 41
3. 酸化ストレス ... 42
4. 自律神経 ... 44

第5章 血管内皮機能のエビデンス ... 47

1. 血管内皮機能に関する基礎研究 ... 47
2. 血管内皮機能に関する臨床研究 ... 48
   1. 一次予防のエビデンス ... 48
   2. 二次予防のエビデンス ... 49
   3. 介入評価指標としての血管内皮機能 ... 50

第6章 心血管病と血管内皮機能に関わる因子 ... 53

1. 冠動脈疾患の家族歴 ... 53
2. 減　塩 ... 53
3. 喫　煙 ... 54
4. 高血圧 ... 54

- 5. 糖尿病・糖代謝異常 …… 55
- 6. 脂質異常症 …… 56
- 7. 高尿酸血症 …… 57
- 8. CKD …… 58
- 9. 肥満・メタボリックシンドローム …… 58
- 10. 睡眠時無呼吸症候群 …… 59
- 11. 運動・身体活動 …… 59
- 12. 加齢と性別 …… 61
- 13. 不整脈 …… 61
- 14. 動脈硬化性疾患 …… 62
    - 1. 器質的冠動脈狭窄 …… 62
    - 2. 冠攣縮性狭心症 …… 63
    - 3. 微小血管狭心症 …… 63
    - 4. 末梢動脈疾患 …… 63
- 15. 静脈血栓塞栓症 …… 64
- 16. 心不全 …… 65
- 17. 肺高血圧 …… 65
- 18. 血行動態 …… 66
- 19. うつ病 …… 67
- 20. ビタミン・ミネラル …… 67
    - 1. ビタミンC, ビタミンE …… 68
    - 2. 葉　酸 …… 68
    - 3. ビタミンD …… 68
    - 4. マグネシウム …… 68
- 21. 不飽和脂肪酸 …… 69
    - 1. 地中海風料理 …… 69
    - 2. 魚　油 …… 69

第7章 臨床現場での血管内皮機能活用の実際 …… 75

1. 肥満患者への減量指導 …… 76
2. 動脈硬化進展予防のための循環器疾病管理 …… 76
3. 心臓リハビリテーションにおけるリスク層別化と効果判定指標 …… 80
4. 虚血性心疾患再発予防のための介入効果判定 …… 81
5. 心不全における治療効果判定 …… 82
6. 心血管イベント発症予測 …… 83

略語一覧 …… 86

日本語索引 …… 89
外国語索引 …… 90

第1章

血管内皮機能総論

Essential Point

- 血管内皮は最大の内分泌器官である.
- 血管内皮は血管の収縮・弛緩のみならず,炎症制御,免疫応答,凝固・止血調節などさまざまな機能を発揮する.
- 血管内皮機能は,高血圧,糖尿病,脂質異常症,肥満,慢性腎臓病,動脈硬化性疾患,心不全などで低下する.
- 血管内皮機能異常は心血管イベント発症の独立した予測因子である.
- 内皮細胞をコートするグリコカリックス層の傷害が内皮機能異常を引き起こす.

1. 血管内皮細胞の役割

　　内皮[*1]は血管,リンパ管,心臓などの管腔の内側を覆う一層の細胞層であり,人体最大[*2]の内分泌器官でもある[1]. その総重量は約 1.5 kg とされ,さまざまな機能を発揮して生体の恒常性維持を担っている.

　まず,物理的に血管の内面を隙間なく覆うことで,血液凝固系を制御し,血管壁への血小板の付着を防ぐ[2,3]. さらに最大の内分泌器官として,一酸化窒素[*3] (nitric oxide:NO) やエンドセリンなど,多種多様な増殖因子やサイトカインなどの物質を産生・放出しており,免疫機能までをも司る(表 1-1). たとえば,内皮細胞における凝固・線溶のバランスを例にとってみると,凝固促進・抗線溶作用を持つ plasminogen activator inhibitor (PAI)-1, tissue factor (TF), von Willebrand factor (vWF) が産生される. 一方,抗凝固・線溶促進に働く tissue plasminogen activator (t-PA), heparan sulfate, thrombomodulin (TM), prostacyclin (PGI_2) などが発現しており,そのバランスを実に巧妙に制御している(図 1-1). また,さまざまな臓器においては,血管内外への電解質や非電解質の出納を調節し,水分・ミネラル・電解質バランスを保つとともに,体液量のバランスを保っている. これらの重要な役割を果たしている内皮細胞が傷害されると,内皮機能障

[*1] 総面積は 3,000 m^2(テニスコート 6 面分),総血管長は 10 万 km(地球 2 周半)とされている.
[*2] 最大臓器は肝臓. 健常成人の肝臓重量は体重の 1/50 にあたる 1.0〜1.5 kg である.
[*3] 1998 年に循環器系における情報伝達物質としての一酸化窒素の発見により,米国の Ferid Murad, Robert Francis Furchgott, Louis J. Ignarro にノーベル生理学・医学賞が授与された.

表 1-1 血管内皮細胞が産生・媒介する血管制御分子

役割	機能	血管制御分子
血流・血圧調節	収縮	ET-1, Angiotensin II, TXA_2, CNP, serotonin
	拡張	NO, PGI_2
動脈硬化	炎症	ICAM-1, VCAM-1, E-selectin, COX-2, sFasL, sCD40L, LOX-1, PGE_2, MCP-1, IL-1β, IL-6, IL-8, IL-18, TNF-α, iNOS, AGE
	抗炎症	IL-10, IL-13, TGF-β, sRAGE
止血・血栓	止血・血栓促進	TF, vWF, PAF, TXA_2, PAI-1
	抗凝固	t-PA, HS, TM, NO, PGI_2
血管新生	促進	VEGF, PDGF
	抑制	sFlt-1, sTie-2
プラーク	安定化	TIMP
	不安定化	PlGF, MMPs, MCP-1, ox-LDL, IL-18
	破裂	PAPP-A, sCD40L
血管リモデリング	線維化	TGF-β, CTGF
	間質増生	MMPs
酸化ストレス	酸化	hydrogen peroxide, superoxide, iNOS, ox-LDL
	抗酸化	ecSOD, catalase, glutathione peroxidase, thioredoxin peroxidase, NO, eNOS

略語一覧（p.86）参照

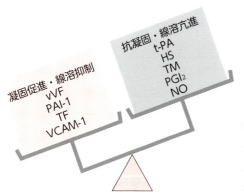

図 1-1 血管内皮細胞における凝固・線溶バランス

凝固促進・線溶抑制状態では，vWF，PAI-1，TF，VCAM-1 などの発現が亢進するのに対し，抗凝固・線溶亢進状態では，t-PA，HS，TM，PGI_2 の発現が亢進するとともに，NO の産生が促進される．

害を来たし，さまざまな不具合を生じる．

　動脈硬化を基盤として発症・進展する心血管病は，血管内皮の傷害から始まる慢性炎症性疾患である[2]．血管内皮機能低下は動脈硬化発症の初期段階とされ，心血管病の進展・発症に影響を与える[3]（図 1-2）．冠危険因子の存在下では，血管内皮細胞は形質変化（phenotypic change）や機能的変化（functional change）を来たし，結果として NO の産生や生理活性を低下させ，それによって血管を収縮させ，炎症を引き起こし，血栓形成を生じやすくさせる．血管内皮機能異常は，冠動脈疾患の既往の有無にかかわらず，心血管イベント発症の独立した危険因子であることが知られている[4,5]．

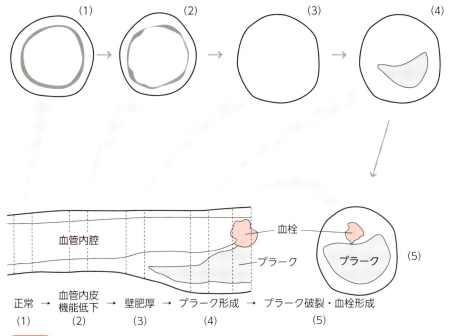

図 1-2 動脈硬化の進展

血管内皮機能は動脈硬化の早期の段階で障害されることがわかっており，血管内皮機能異常は血管の器質的変化に先行する．

2. 血管内皮機能異常が起こるメカニズム

　古典的な「血管内皮機能異常」は，アセチルコリンやブラジキニンなどの血管作動性物質に対する血管弛緩反応の異常を指していた．近年は，心血管病発症・進展の病態生理に血管内皮機能異常が深く関わることが広く知られるようになり，単なる血管拡張性障害のみならず，内分泌器官としての血管機能や，炎症制御，免疫応答，凝固・止血調節などに関する，内皮細胞のもつ多岐にわたる機能障害までをも含めた，広義の「血管内皮機能異常」として認識されるようになった．

　血管内皮細胞は全身を循環する血液から直接的な影響を受ける．食事摂取による血糖や血中脂質の増加に伴い，血管内皮機能は低下する．ただしこれはあくまで生理的な反応であり，食後4～6時間ほどで回復するため，一時的な血管内皮機能低下に過ぎない．一方，糖尿病における慢性的な高血糖や血糖変動，脂質異常症における空腹時高脂血症や食後高脂血症は血管内皮機能を低下させる．血管内皮機能は喫煙によっても低下し，種々の生活習慣病，酸化ストレス過剰状態や炎症，交感神経活性亢進状態によって低下する．

1. 一酸化窒素

　一酸化窒素（nitric oxide：NO）は脂質親和性の低い分子であり，内皮細胞中で合成され，細胞膜を通過し，近接する血管平滑筋細胞や血小板に拡散する．血管内皮細胞からのNO産生低下は，血管の弛緩不全や炎症細胞の接着を促進することで，動脈硬化の発症・

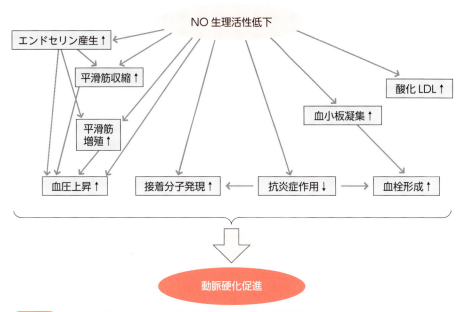

図 1-3 一酸化窒素（NO）生理活性低下による血管機能障害
NO の生理活性低下は，血圧上昇，血小板血凝集促進，動脈硬化促進を招く．

進展に深く関わっている（図 1-3）．血管内皮機能不全では，NO 合成障害を伴い，さらに血管内皮機能が低下する．

　NO は可溶性グアニル酸シクラーゼ（soluble guanylate cyclase：sGC）を活性化し，cGMP（cyclic guanosine 3'-5'-monophosphate）の産生を促すことで，血管平滑筋や気管支平滑筋の弛緩作用，血小板凝集抑制作用を発揮する．また NO は炎症促進作用を持つ，PGE_2 やインターロイキン 6（interleukin-6：IL-6）を抑制する働きを持つ．さらに NO は，PGI_2 合成酵素を活性化し，PGI_2 の産生を高めることで，血管内皮細胞の細胞内 cAMP 濃度を上昇させ，NO 産生を高める．

　NO は L-アルギニンを基質として NO 合成酵素（NOS）より産生されるため，血管内皮機能の制御において，NOS は最も重要な役割を果たしていると考えられている．ところが，喫煙や糖尿病，脂質異常症，高血圧，肥満によって引き起こされる血管壁の慢性炎症は，内皮型 NOS（eNOS）の発現低下や，eNOS の mRNA の分解促進などの機序を介して，NO 合成を低下させる[6]．NO 産生の際に，その基質となる L-アルギニンを強化した餌を与えたウサギにおいて血管内皮機能の改善が報告されていることから，NO の分泌を増やす治療は血管内皮機能を改善させると考えられる．

2. 内皮グリコカリックス

　健常な血管において，血管内腔を構成する内皮細胞は，その表面が糖鎖の層に恒常的に覆われ，血管内皮機能を正常に保つことができると考えられている．これらの糖鎖層（糖衣）を形成する，プロテオグリカンやグリコプロテインなどの林立する糖鎖分子群を総称してグリコカリックス（glycocalyx）と呼ぶ（図 1-4）．近年，細胞表面をコートする 200〜2,000 nm のグリコカリックス層など血管内皮細胞表面（endothelial surface layer：ESL）

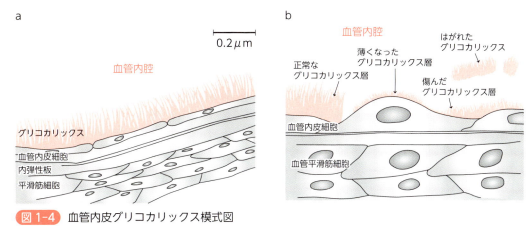

図 1-4 血管内皮グリコカリックス模式図
a．血管内皮細胞表面をコートしている 200～2,000 nm のグリコカリックス層．
b．グリコカリックス層は，血管内皮の傷害により菲薄化し，細胞表面からはがれ去る．

の染色が技術的に可能となり，血管内皮機能障害のメカニズムについても新たな知見が次々と明らかになってきている．

　グリコカリックス層が薄くなると，血管内皮細胞どうしの結合が脆弱化し，内皮細胞のバリア機能が障害されるとともに，内皮細胞からの炎症性サイトカインやROSの産生を亢進させる．動脈硬化の超早期病変であるグリコカリックス障害は，炎症や高血糖による血管内皮機能障害の原因の1つであるとともに，血管内皮における凝固・線溶系バランスを破綻させる（図 1-5）．血管内皮細胞表面からグリコカリックスを除去すると，内皮細胞の透過性亢進から蛋白尿が出ることも明らかとなっており，内皮細胞の機能異常が糖尿病性腎症などの腎障害に関わることが知られるようになった．慢性腎臓病（CKD）患者を対象とした臨床研究においては，血管内皮細胞のグリコカリックスがshedding[*4]されて生じるsyndecan-1やhyaluronanの血中濃度はCKDの重症度に応じて上昇している[7]．さらに，糖尿病[8,9]，高コレステロール血症[10,11]，急性炎症[10,11]，虚血再灌流[12,13]，透析患者[14]においてもグリコカリックス障害を認める．

　血管内皮細胞のグリコカリックスを障害する原因としては，炎症を惹起するものとして，エンドトキシン[10]やTNF-α[*5 15,16]，酸化LDL[17,18]，高血糖[19]が知られており，脱水[20]，浮腫など心不全の病態への関与が示唆される過剰なANP[*6 21,22]でのグリコカリックス障害が報告されている．ESLに関する研究の発展は，動脈硬化や心不全など循環器疾患発症・増悪に，血管内皮機能障害が関与するメカニズムの解明につながることが期待される．

[*4] 細胞膜に存在する膜タンパク質が細胞表面でプロテアーゼによる切断を受けてちぎれ，その細胞外ドメインが培養液中や血中に放出される現象．
[*5] 腫瘍壊死因子-α（tumor necrosis factor-α）．血管内皮細胞や単球やマクロファージ，脂肪細胞から産生される．平滑筋増殖や内皮細胞の接着因子発現亢進により，炎症を惹起させ動脈硬化を促進させる．
[*6] 心房性ナトリウム利尿ペプチド（atrial natriuretic peptide）．

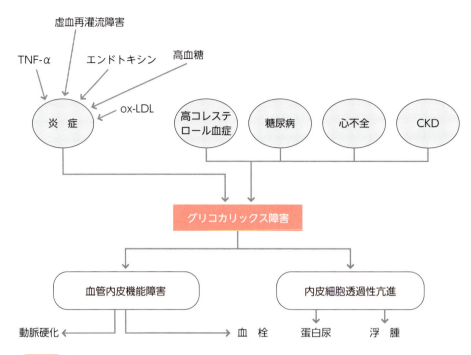

図1-5 グリコカリックス障害から始まる血管内皮機能障害
グリコカリックス障害は炎症や高血糖による血管内皮機能障害の原因の1つであるとともに，さまざまな病態にかかわる．

3. shear stress

　血管壁には，血流によるずり応力（shear stress）と，血圧による法線応力（stretch）が生じるが，これらのメカニカルストレスが血管内皮機能の維持に関わる．生理的なshear stressは，血管内皮細胞からNOやPGI$_2$を放出させ，血小板凝集を抑制する．shear stressの高い状態では，t-PA[*7]の放出が増加し線溶系が賦活化されるとともに，トロンボモデュリンの発現量が増加することで，血液凝固が抑制される．一方，shear stressの低い状況ではt-PAの放出は増加せず，トロンボモデュリンの発現は低下する．またshear stressが増加すると接着分子の発現が減少し，shear stressが低下するとVCAM-1の発現が亢進し，血管壁に単球が接着しやすい状態となる．

　層流（laminar flow）が何らかの原因で障害されて乱流となる部位においては，shear stressが低下することで，血管内皮細胞の形状が変化し，細胞の方向性や配列の乱れが生じる（図1-6）．このような血管内皮細胞においては，活性酸素種（ROS）産生が亢進し，nuclear factor-kappa B（NF-κB）[*8]抑制作用を介した抗凝固・抗炎症作用などを持つkrüppel-like factor 2（KLF2）[*9]などの細胞内シグナルを低下させることで，血管内皮機能のバランスが損なわれる（図1-7）．

[*7] 組織プラスミノゲン活性化因子（tissue plasminogen activator）．
[*8] 炎症や増殖，凝固などの作用を促進する核内転写因子の1つ．
[*9] 一酸化窒素やトロンボモデュリン産生作用を有する血管内皮型NO合成酵素（eNOS）を活性化する核内転写因子．NF-κBに拮抗することで，その作用を抑制する．

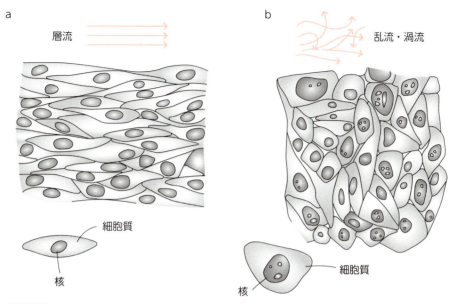

図 1-6 ずり応力による血管内皮細胞の変化

a. 安定したずり応力では，生理的な伸展刺激と圧刺激が加わる．血管内皮細胞は紡錘形に整い，その大きさと配列方向が一定であり，細胞間接着は強固である．
b. ずり応力が減少する狭窄部の下流などの部分では，乱流や渦流が発生し，血管への過度な伸展刺激や圧刺激が加わる．このような場所では，血栓形成や動脈硬化が起こりやすい状態となる．ずり応力のない状態では，血管内皮細胞は大小不動の不整形となり，その配列に秩序性がない．内皮細胞表面には接着因子が発現し，活性化した単球が接着しやすい状況になるとともに，血管平滑筋や線維芽細胞を増殖させる因子が過剰に産生される．

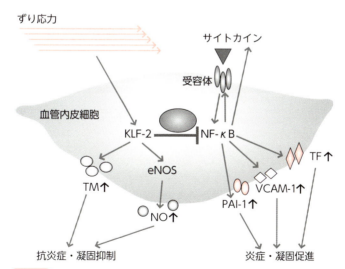

図 1-7 ずり応力が血管内皮細胞の炎症・凝固機能に与える影響

安定したずり応力は，血管内皮型一酸化窒素合成酵素（eNOS）やトロンボモデュリン（TM）を活性化する転写因子，Krüppel-like factor 2（KLF2）を活性化することで，炎症や凝固促進状態を惹起する核内転写因子のNF-κBを競合的に阻害し，抗炎症・抗凝固作用を発揮する．TMは，内皮細胞上でトロンビンを凝固酵素から抗凝固酵素へと変換する膜タンパクであり，eNOSは一酸化窒素（NO）の合成を促進する．NF-κBは，PAI-1，VCAM-1，TFの発現を亢進させるとともに，さらに炎症惹起性サイトカインの産生を亢進させることで，炎症や凝固を促進する．

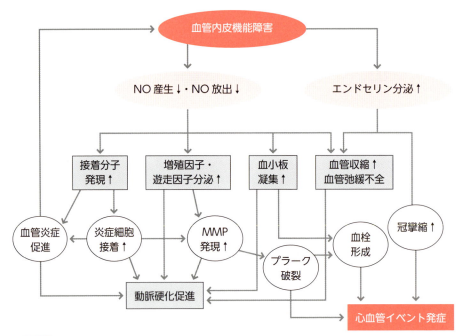

図 1-8 血管内皮機能障害から心血管イベント発症にいたる機序

血管内皮機能異常の状態では，血管内皮からの NO 産生や放出が低下し，慢性的な血管炎症が惹起されるとともに，血管内皮細胞から過剰なエンドセリンが分泌され，心血管の線維化，細胞増殖と肥大，血管透過性亢進による炎症促進，血管収縮を来たす．MMP：マトリックスメタロプロテアーゼ．

4. エンドセリン

　血管内皮細胞が分泌するエンドセリン（endothelin：ET）は，1988 年に柳沢らにより発見された強力な平滑筋細胞収縮因子であり[23]，ET-1，ET-2，ET-3 の 3 つのアイソフォームがある．ET-1 と ET-2 は ET_A 受容体に高い親和性を持ち，3 つのアイソフォームに同程度の親和性を持つ ET_B 受容体がある．エンドセリンはさまざまな組織で産生されるが，健常者の ET-1 濃度は非常に低く，適切な血管収縮のレベルを保っている．ところが，血管内皮機能異常の状態では ET-1 が血管内皮細胞から過剰に産生され，心血管の線維化，細胞増殖と肥大，血管透過性亢進による炎症促進，血管収縮を来たす（図 1-8）．血管平滑筋細胞には ET_A 受容体が発現しており，ET-1 からのシグナルにより収縮する．高血圧や動脈硬化促進，クモ膜下出血後の血管攣縮，心不全，肺動脈性肺高血圧[*10]，慢性腎不全などの病態進展・悪化に深く関与すると考えられている．

[*10] pulmonary arterial hypertension（PAH）．難治性呼吸器疾患の 1 つ．特発性，膠原病に伴うもの，先天性シャント疾患に伴うもの，門脈圧亢進症に伴うものなど 8 つに臨床分類される．いずれも原因不明である．

5. 炎　症

　炎症は，eNOS の発現低下や，eNOS の mRNA の分解促進などの機序を介して，NO 合成を低下させる[6]．慢性炎症は炎症性サイトカインの過剰分泌を引き起こし，血管内皮を傷害する．代表的な炎症惹起性サイトカインである TNF-α と IL-1β は，血管内皮細胞の NO 産生を増加させる．血管内皮に生じるこれらの炎症性シグナルは，生体の防御反応として活性化されるが，その作用が過剰になってしまうことによって，さまざまな疾病を引き起こす．

　肥満患者においては，血中炎症性サイトカイン濃度が増加するとともに，血管内皮機能低下を認める．肥満者を対象とした検討において，血中 C-reactive protein（CRP）と myeloperoxidase（MPO）濃度が増加し，それぞれ，flow-mediated dilation（FMD）での血管内皮機能と強い負の相関を認める[24]．動脈硬化性疾患，CKD，心不全などの疾病においても炎症性サイトカインの血中濃度上昇とともに，血管内皮機能が低下することが知られており，慢性炎症による病態悪化への関与が指摘されている．血管内皮は生体にとって好ましくない状況を修正すべく，さまざまなシグナルを活性化させ，生体の恒常性維持を図ろうとするが，それらがむしろ動脈硬化進展や心不全の病態悪化に寄与してしまうとは，皮肉である．

6. 細胞老化

　老化保護因子である Klotho は，腎臓から分泌される蛋白質であり，血管内皮を保護することが知られている．Klotho の欠乏や産生低下は，著明な石灰化を伴う動脈硬化や，肺気腫，白内障，皮膚萎縮などの全身性の早期老化を来たす[25]．Klotho を欠損させた遺伝子改変マウスでは，生後早期から血管内皮機能が低下し，血管内皮細胞数も少ない[26]．このマウスでは，血管内皮細胞内のカルシウム濃度が高値となり，血管内皮細胞の細胞間接着に必要なカドヘリンを分解するカルパインの活性化亢進が起こることで，細胞間接着が脆弱化し，血管壁に血漿成分がしみ込んでリン酸カルシウム沈着による血管の石灰化が促進する．

3. 血管内皮機能異常が反映するもの

　正常な血管内皮では，さまざまな状況に速やかに反応し，生体の恒常性維持に重要な働きをする．一方で，肥満や喫煙など生体にとって好ましくない状況や，多くの疾患において血管内皮機能は低下する．血管内皮機能異常の状態は，すなわち血管機能不全であり，動脈硬化進展を促進する（図 1-9）．代表的な原因疾患は，高血圧，脂質異常症，糖尿病，膠原病，敗血症などである．さらに環境因子としては，喫煙や大気汚染への曝露や，心血管病の高リスク群として知られる交代勤務によっても，血管内皮機能は低下する[27]（図 1-10）．

　冠動脈の血管内皮機能は心筋虚血と関連することが知られており[28,29]，冠動脈の血管内皮機能低下そのものが，初期の動脈硬化性変化であり[30]，虚血性心疾患および脳血管疾患におけるイベント発症の増加と深く関わる[4,31~33]（図 1-11）．末梢血管における血管内皮

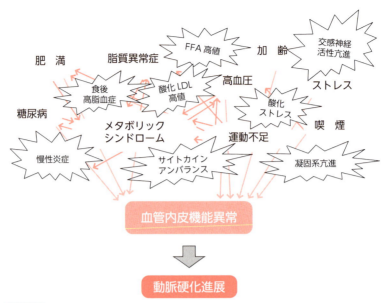

図 1-9　血管内皮機能不全のメカニズム
生体にとって好ましくない状況や，多くの疾患において血管内皮機能は低下する．
血管内皮機能異常の状態は，すなわち血管機能不全であり，動脈硬化進展を促進する．

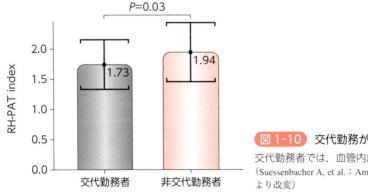

図 1-10　交代勤務が血管内皮機能に与える影響
交代勤務者では，血管内皮機能が低下している．
（Suessenbacher A, et al.：Am J Cardiol, 107（6）：945-948, 2011 より改変）

機能測定においては，その標準化が問題となっている[34,35]ものの，測定によって得られた血管内皮機能不全は，心血管イベント発症とよく相関する[36]．非侵襲的に簡便に測定できる reactive hyperemia-peripheral arterial tonometry（RH-PAT）index は有用な血管内皮機能検査法であることが報告されている[37,38]が，この検査法で得られる血管内皮機能についても，心血管イベント発症の独立した予後予測因子である[39]．

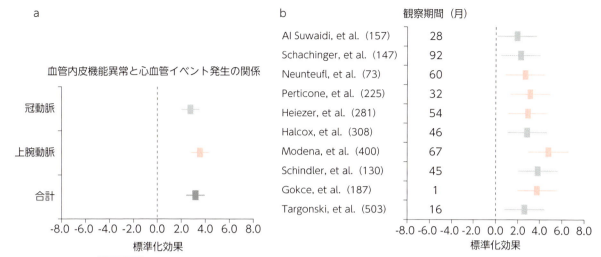

図 1-11 血管内皮機能と心血管イベント発症に関するメタアナリシス

血管内皮機能は冠動脈あるいは末梢動脈のいずれにおいて測定した場合にも，心血管イベント発症と深く関連がある（a）．血管内皮機能と心血管イベント発症に関するメタアナリシス（b）．カッコ内は症例数を示す．

（Lerman A, Zeiher AM：Circulation, 111（3）：363-368, 2005 より改変）

4. 血管内皮機能測定の臨床

　1990年に超音波検査機器を用いた上腕動脈の「血管内皮機能測定」であるFMD（flow-mediated dilation）が登場する．FMDは，超音波検査を用いた反応性充血による上腕動脈の血管拡張反応や，血管作動性薬物による拡張反応を測定する．

　非侵襲的なFMDによる血管内皮機能検査が登場したことで，経時的変化をとらえ，健常者にも繰り返し測定することが可能となった．FMDは，非侵襲的血管内皮機能検査として臨床・研究に使用されているが，検査の煩雑性や再現性，高度な技術と経験を有する検査技師が必要なことなどから，実地臨床においては，広く普及しているとは言えないのが現状である[40]．

　近年，再現性が高く，簡便に測定できる非侵襲的血管内皮機能測定として登場したのがRH-PAT（reactive hyperemia-peripheral arterial tonometry）である（図1-12）．RH-PAT indexは冠動脈血管内皮機能不全の有用な予知因子であり[41]，アデノシンによる反応性充血を用いた冠血流予備能と有意に相関する[42]（図1-13）．さらにFramingham Risk Score[*11]にRH-PAT indexを組み合わせることで，心血管イベントの予測に有用である[39]．RH-PATで測定される血管内皮機能については，健常者にL-NAME投与を行った研究から，血管内皮由来のNO依存性の反応であることが確認されている[43]．FMDとの関連をみる検討においては，RH-PAT indexと%FMDとは優位な相関があり（$r=0.55$, $P<0.0001$），高血圧

[*11] 心血管病の既往がない米国一般住民を対象としたフラミンガム研究によって得られた，冠動脈疾患の発症予測スコア．フラミンガム研究は，1948年にNIH（米国公衆衛生局）によって米国マサチューセッツ州フラミンガムで開始され，現在も追跡調査が進行中の大規模疫学研究．

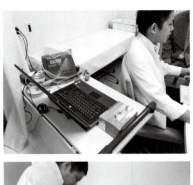
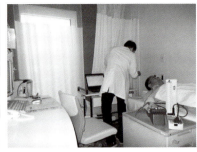
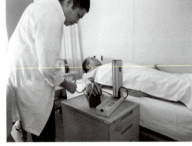
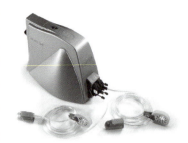

図1-12 RH-PATの測定機器（EndoPAT™）

指先にチップを装着するタイプの指尖脈波を応用した測定機器であり，安静仰臥位にて両手の人差し指の脈波を同時に測定する．片腕を5分間マンシェットで圧迫し，阻血状態としたあと，駆血解除後の反応性充血をみる．良好な再現性を保つためには，カフェイン摂取制限など条件を一定にする必要がある．特に空腹時で測定する際には，脱水にならないように水分摂取に留意する．

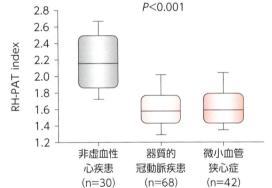

図1-13 末梢血管内皮機能と冠動脈疾患との関係

血管内皮機能は，器質的冠動脈狭窄および心臓微小血管狭心症において低下していた．RH-PATは，冠血流予備能の予測因子であると考えられる．
(Matsuzawa Y, et al.：J Am Coll Cardiol, 55（16）：1688-1696, 2010 より改変)

や脂質異常症，喫煙，冠動脈疾患の家族歴など，冠危険因子の集積状態を反映する[38]．ただし，交感神経緊張をも含めた血管内皮機能であるRH-PATと，血管超音波検査を用いた上腕動脈のFMDとは，生理学的にやや異なる反応をみているものと考えられている[44]．RH-PATはFMDに比し，エビデンス蓄積が十分でなく，さらなる症例の蓄積と大規模臨床研究での検討が待たれる．

さらに臨床的な病態として治療に欠くことのできない「血管内皮機能」といえば，冠攣縮性狭心症の診断における冠動脈の血管内皮機能である．冠動脈の「血管内皮機能異常」は冠動脈のスパズム（冠攣縮）を引き起こし，冠攣縮性狭心症や微小血管障害狭心症の原因となる[42]．その診断には，心臓カテーテルを用いた冠動脈造影の際に，アセチルコリン

やエルゴノビンなどの薬剤を冠動脈内に注入し，冠攣縮を誘発する侵襲的な血管内皮機能測定が行われる[45]．多くの器質的な冠動脈病変の治療には経皮的冠動脈形成術（PCI）が必要であるのに対し，冠攣縮性狭心症はカルシウム拮抗薬の内服により狭心症発作をコントロールできる症例が多い．このため，その診断には心臓カテーテルによる薬物負荷を用いた血管内皮機能検査が重要であり，現在も循環器専門施設では広く行われている検査である．

5. 血管内皮機能障害から動脈硬化発症へ

　動脈硬化性疾患の発症には，遺伝的要因はもちろんのこと，食習慣や喫煙・飲酒などの嗜好品，日常の身体活動や運動習慣などを含める生活習慣が大きく関わるとともに，交代勤務や一人暮らしなどの環境要因が影響する．さらに，家庭や職場におけるメンタルストレスや，貧困，地域コミュニティなど社会経済的要因も密接に関わることが明らかになっている．冠動脈疾患発症の基盤となる動脈硬化は，Ross の response to injury（血管内皮傷害反応）仮説と呼ばれる反応性の炎症によって引き起こされると考えられており[2]，炎症や酸化ストレスが動脈硬化を惹起するメカニズムについては，さまざまな研究が精力的に行われてきた（図 1-14）．動脈硬化性疾患発症・進展には，血管内皮機能異常を引き起こす，グリコカリックス障害，慢性炎症や酸化ストレスの亢進をはじめ，レニン・アンジオテンシン・アルドステロン系や交感神経活性の亢進など，さまざまなメカニズムが複合的に関与する．動脈硬化は，多様な生活習慣病の集積状態により惹起され，その進展により虚血性心疾患が発症し，その終末像としての慢性心不全を引き起こす（図 1-15）．さらに近年では，慢性炎症による細胞老化や動脈硬化進展に関わるさまざまな標的分子が明らかになってきている．

　血管内皮グリコカリックスが傷害されると，物理的なバリアの破綻により抗凝固作用が機能しなくなるとともに血小板接着が起きる．また，内皮機能障害の生じた部位では，局所的な血管収縮を生じ，PAI-1[*12]，TF[*13]，ICAM-1[*14]，VCAM-1[*15]といった接着因子が傷害された血管内皮細胞表面に多数発現する．さらに MCP-1[*16] などのケモカインやサイトカインの発現が亢進し，ROS が過剰に産生される．流血中の単球は MCP-1 により，内皮傷害の場に呼び寄せられ，接着分子を介して内皮細胞に接着し，ローリングを経て内皮細胞の細胞間接着のゆるみから侵入して内膜側に移動し，マクロファージに分化し，やはり局所の増殖因子によって増殖するとともに，酸化変成したリポ蛋白などを貪食して泡沫化し，さらに過剰な ROS を産生する．これらの炎症と酸化ストレスによる相乗作用の負の連鎖が多段階的に進展し慢性化すると，血管周囲の筋線維芽細胞は異常に増殖し，血管壁内

[*12] プラスミノゲン活性化阻害因子 1 (plasminogen activator inhibitor-1)．血管内皮機能障害のマーカーの 1 つ．
[*13] 組織因子（tissue factor）．第Ⅲ因子．組織損傷において生理的な止血として重要な外因系血液凝固は TF の放出によって開始する．
[*14] intercellular adhesion molecule-1．免疫系の細胞間相互作用を司る細胞接着分子の 1 つ．
[*15] vascular cell adhesion molecule-1．血管内皮細胞上に発現し，白血球と血管内皮細胞内皮細胞の接着を行う．
[*16] monocyte chemoattractant protein-1．単球の遊走を誘導するケモカイン．動脈硬化や免疫反応の初期段階において主要な役割を演じる．

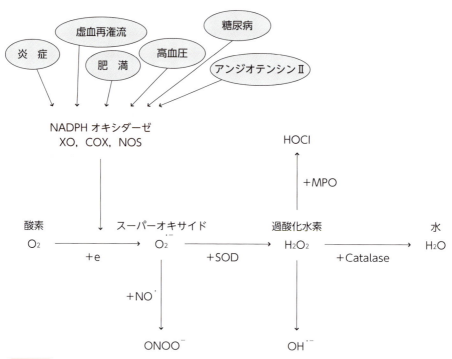

図 1-14 血管内皮細胞における活性酸素種（ROS）産生のメカニズム

炎症，虚血再灌流，アンジオテンシンⅡ刺激などにより，スーパーオキサイドなどさまざまな ROS が産生される．XO：xanthine oxidase, COX：cytochrome C oxidase, HOCl：hypochlorous acid, MPO：myeloperoxidase, ONOO：peroxynitrite.

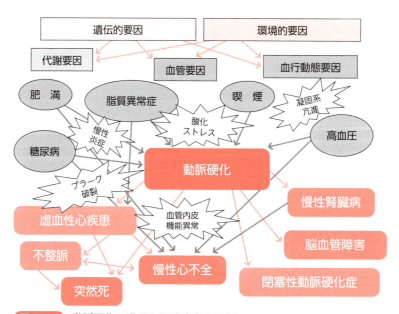

図 1-15 動脈硬化の進展と関連疾患の関係

動脈硬化は，さまざまな生活習慣病の集積状態により惹起され，その進展により虚血性心疾患が発症し，その終末像としての慢性心不全を引き起こす．

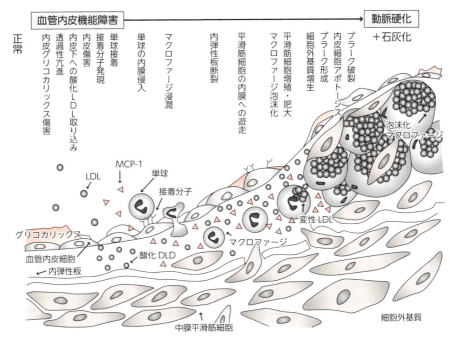

図 1-16 血管内皮機能障害から動脈硬化病変が形成されるメカニズム

血管内皮機能障害は，内皮グリコカリックス傷害から始まり，内皮細胞層の透過性亢進から内皮下への酸化 LDL 取り込み増加を経て，血管内皮傷害を生じる．傷害内皮では，接着分子と MCP-1 発現が亢進し，単球接着が促進される．内膜に侵入した単球は，酸化 LDL を取り込みやすいスカベンジャー受容体を高率に発現するマクロファージに分化しながら内膜に浸潤し，変性 LDL を取り込んで泡沫細胞化マクロファージとなり集簇する．一方で，血管内皮機能障害のシグナルを受けた血管平滑筋細胞は，血管中膜平滑筋層から遊走・増殖し，断裂した内弾性板を越えて，内膜で増殖する．このほか，流血中の骨髄由来前駆細胞や，血管外膜側に存在する線維芽細胞なども遊走し，動脈硬化巣に集積・増殖することで，さらにコラーゲンなどの細胞外マトリックス増生から血管内膜肥厚が促進され，動脈硬化性血管リモデリングが進行する．動脈硬化巣では線維芽細胞の一部が骨芽細胞に分化し，カルシウム結合タンパクのオステオカルシンや，強力な骨誘導タンパクである BMP-2 を誘導し，血管石灰化を促進する．

層へと遊走する．さらに刺激を受けた血管平滑筋細胞も増殖・遊走し，コラーゲンなどの細胞外基質を増加させ，泡沫化マクロファージやリンパ球の集簇から，粥状動脈硬化〜動脈硬化性プラーク形成に寄与する（図 1-16）．動脈硬化進展の過程において，血管内皮機能異常は，これら一連の動脈硬化性変化のごく早期からすでに起こっていると考えられている．

6. 冠攣縮性狭心症の原因としての血管内皮機能異常

血管内皮機能を語るうえで，我が国を含むアジア人種において罹患率が高いとされる「冠攣縮性狭心症」[*17] を避けて通ることはできない．coronary spasm（冠動脈攣縮）は，冠攣縮性狭心症を引き起こすのみならず，一部の労作性狭心症や急性心筋梗塞，ひいては

[*17] 異型狭心症とも呼ばれ，夜間や早朝などの安静時に冠動脈の痙攣によって起こる狭心症．日本人に多く喫煙が原因の 1 つとされる．冠動脈の器質的狭窄によって起こる労作性狭心症と異なり，薬物療法が主体となる．

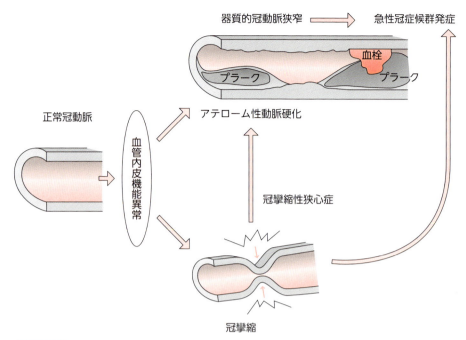

図 1-17 冠攣縮性狭心症と器質的冠動脈狭窄
急性心筋梗塞の原因には，冠攣縮性狭心症によるものと，プラーク破綻による器質的な冠動脈狭窄〜閉塞の2種類がある．
冠攣縮性狭心症は，夜間から早朝にかけての安静時に発作が多く，急性心筋梗塞や突然死の原因となる．

突然死の原因となる[46]（図 1-17）．冠攣縮と血管内皮細胞との関係については，1980年にウサギにおいて冠動脈内の血管内皮細胞を機械的にはがしてしまうと，その部分は局所的に動脈硬化を生じ，エルゴノビン負荷にて反応性の冠攣縮を引き起こすことで明らかにされた[47]．さらに，ヒスタミンを冠動脈内や経静脈的に注入することでミニ豚に実験的に冠攣縮を繰り返し引き起こすと，冠動脈に動脈硬化が引き起こされることが証明されている[48]．

これらの知見により，冠攣縮の原因が血管内皮機能異常により生じることが発見され，さらに動脈硬化性病変を惹起することが明らかとなった．

7. 今，なぜ血管内皮機能が注目されているのか？

動脈硬化の初期段階では，さまざまな血管内皮傷害因子により，内皮機能障害が引き起こされる．この段階では，動脈硬化進展に伴う器質的変化，すなわち構造的・形状的な変化には至っておらず，可逆的な機能的変化が主体と考えられている．このため，血管内皮機能を診ることは，動脈硬化性疾患の早期発見・早期治療に有用であり，平成24年度診療報酬改定において，「血管内皮機能検査」が新設された．血管内皮機能検査は，検査方法および部位数に関わらず，月に1回に限り，一連の検査として200点を算定できるようになった（表 1-2）．

循環器予防医学の視点では，心血管病の疾病管理として冠危険因子の是正を目指すこと

表 1-2 血管内皮機能測定の算定条件（平成 26 年度医科診療報酬点数表）

細目	区分	記載事項
第2章 特掲診療科 第3部 検査 第3節 生体検査料 呼吸循環器機能検査等	D207 体液量等測定	4. 血管内皮機能検査（一連につき） 200 点
	通知 (5)	「4」の血管内皮機能検査を行った場合は，局所ボディプレティスモグラフ又は超音波検査等，血管内皮反応の検査方法及び部位数にかかわらず，1月に1回に限り，一連として当該区分において算定する．この際，超音波検査を用いて行った場合であっても，超音波検査の費用は算定しない．

が重要であるが，より早期の変化を鋭敏に反映する効果判定指標が不可欠である．たとえば，体格指数（body mass index：BMI）30 kg/m^2 のメタボリックシンドローム患者に食事・運動指導を行い，その介入効果を判定する場合，脈波伝播速度検査[*18]（pulse wave velocity：PWV）は1つの効果判定指標として有用である．ただし，血圧コントロールが良好な肥満患者やメタボリックシンドローム患者においては，正常値を取ることが多く，たとえ異常高値であった場合でも，その改善効果が検査データに反映されにくい．PWV 高値の場合に，減量や運動不足解消などの介入を行った場合，その改善効果を認めるのには半年から数年の期間を要することが少なくない．一方，血管内皮機能については，介入開始から3～4週で明らかな改善効果が認められるため，患者指導における「がんばった効果の見える化」ツールとして血管内皮機能検査は有用である．

8. 循環器予防医学における血管内皮機能の位置付け

　超高齢社会となった我が国において，循環器疾患の終末像である慢性心不全は着実に増加し続けており，その再発性の高さに起因する社会的負担の増加や繰り返す救急発動が，医療現場の疲弊と医療費の高騰を招いている．循環器予防医学の目指すところは，心血管病患者の予後と QOL を改善することである．そのためには，動脈硬化性疾患の発症・進展を予防すること，さらには，虚血性心疾患を基盤とする慢性心不全の発症を予防することが，われわれに与えられた社会的要請である．

　Braunwald's HEART DISEASE 9th edition のなかで，冠動脈疾患の一次予防と二次予防に関する概念図が掲載されている．そこでは危険因子を，予後予測因子（predict risk）と予後改善因子（reduce risk）との2群に分け，いわゆる，従来からの「冠危険因子」とされる「修正可能な因子」は，その2つの因子群の重なる部分に位置付けられている．この概念は循環器予防医学における包括的なリスク管理を考えるうえで，大変重要であると思われる（図 1-18）．特筆すべき点は，危険予知の評価因子として，運動耐用能検査や循環器

[*18] 動脈が硬いほど心臓から拍出された血液による拍動の伝わる速度が速くなることを利用し，2ヵ所の拍動（脈波）が伝わる速さを測定して，血管の硬さを評価する検査．動脈硬化の指標の1つとして用いる．

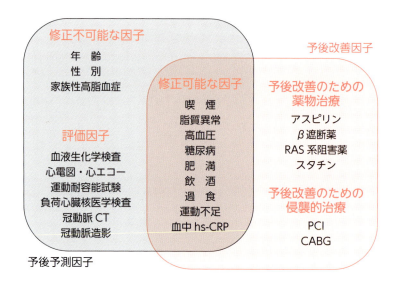

図 1-18 冠動脈危険因子のとらえ方概念図

動脈硬化性疾患の原因とされる冠動脈危険因子は，「修正可能な因子」を指し，予後予測因子であると同時に予後改善因子でもある．
hs-CRP：高感度 C 反応性蛋白，PCI：経皮的冠動脈形成術，
CABG：冠動脈バイパス術．
（Primary and secondary prevention of coronary artery disease（Figure 49-3），Brawnwald's HEART DISEASE 9th edition のコンセプトを参考に作図）

画像検査をあげるとともに，治療的介入因子を危険回避のための予後改善因子としてあげている点である．特に，予後予測因子としての「評価因子」の中にではなく，あえて「修正可能な因子」の最後に，hs-CRP（高感度 C 反応性蛋白）を入れているあたりに，冠動脈疾患のリスク制圧にかける心意気を感じたい．

　循環器疾患のなかでも，特に虚血性心疾患は，動脈硬化を基盤として発症・進展する．喫煙・肥満・高血圧・糖尿病・脂質異常症などの冠危険因子が集積すると，複数の生活習慣病を合併する状態となり，全身性の慢性炎症や酸化ストレスを亢進させ，交感神経活性亢進や凝固系の亢進を招く（図 1-19）．これら一連の動脈硬化促進環境は，さらに悪化し続けることで，虚血性心疾患や脳血管疾患を発症させるのみならず，不整脈や心臓突然死，慢性心不全の原因ともなる．循環器予防医学においては，動脈硬化の発症・進展を予防するために，改善すべき冠危険因子の把握と評価に基づいた生活習慣の是正が重要である．そのためには，単に 1 つひとつの生活習慣病に対する薬剤を積み上げていくのではなく，動脈硬化促進状態を招いてしまっている主要な原因をつきとめ，包括的なアプローチをとる必要がある．

　血管内皮機能は動脈硬化促進状態を鋭敏に反映するため，人間ドックや企業健診などの一次予防の場においては，動脈硬化スクリーニング検査としての活躍が期待できる．また近年，慢性心不全においても血管内皮機能が低下することが報告され，心血管イベントの予後予測因子としての役割についても注目が集まっている．すなわち，血管内皮機能は循環器一次予防のみならず，医療の最前線における心臓二次予防においても，包括的な治療的アプローチを行った際の効果判定指標として有用であるといえよう．

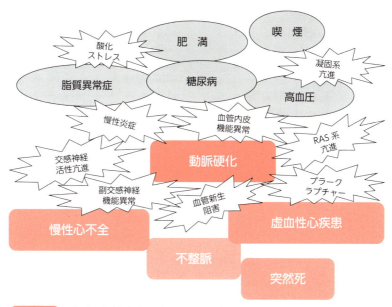

図 1-19 動脈硬化性疾患発症のメカニズム

動脈硬化は，喫煙，高血圧，糖尿病，脂質異常症，肥満などの生活習慣病によって惹起される．動脈硬化の進展により，虚血性心疾患が発症し，その終末像としての慢性心不全を引き起こす．動脈硬化性疾患発症・進展には，慢性炎症や酸化ストレスの亢進，血管内皮機能異常など，さまざまなメカニズムが複合的に関与する．

参考文献

1) Higashi Y, et al.：Endothelial function and oxidative stress in cardiovascular diseases. Circ J, 73（3）：411-418, 2009.
2) Ross R：Atherosclerosis—an inflammatory disease. N Engl J Med, 340（2）：115-126, 1999.
3) Widlansky ME, et al.：The clinical implications of endothelial dysfunction. J Am Coll Cardiol, 42（7）：1149-1160, 2003.
4) Suwaidi JA, et al.：Long-term follow-up of patients with mild coronary artery disease and endothelial dysfunction. Circulation, 101（9）：948-954, 2000.
5) Heitzer T, et al.：Endothelial dysfunction, oxidative stress, and risk of cardiovascular events in patients with coronary artery disease. Circulation, 104（22）：2673-2678, 2001.
6) Verma S, et al.：A self-fulfilling prophecy：C-reactive protein attenuates nitric oxide production and inhibits angiogenesis. Circulation, 106（8）：913-919, 2002.
7) Padberg JS, et al.：Damage of the endothelial glycocalyx in chronic kidney disease. Atherosclerosis, 234（2）：335-343, 2014.
8) Broekhuizen LN, et al.：Effect of sulodexide on endothelial glycocalyx and vascular permeability in patients with type 2 diabetes mellitus. Diabetologia, 53（12）：2646-2655, 2010.
9) Nieuwdorp M, et al.：Endothelial glycocalyx damage coincides with microalbuminuria in type 1 diabetes. Diabetes, 55（4）：1127-1132, 2006.
10) Nieuwdorp M, et al.：Tumor necrosis factor-alpha inhibition protects against endotoxin-induced endothelial glycocalyx perturbation. Atherosclerosis, 202（1）：296-303, 2009.
11) Meuwese MC, et al.：Partial recovery of the endothelial glycocalyx upon rosuvastatin therapy in patients with heterozygous familial hypercholesterolemia. J Lipid Res, 50（1）：148-153, 2009.
12) Rehm M, et al.：Shedding of the endothelial glycocalyx in patients undergoing major vascular surgery with global and regional ischemia. Circulation, 116（17）：1896-1906, 2007.
13) Bruegger D, et al.：Release of atrial natriuretic peptide precedes shedding of the endothelial glycocalyx equally in patients undergoing on- and off-pump coronary artery bypass surgery. Basic Res Cardiol, 106（6）：1111-1121, 2011.
14) Vlahu CA, et al.：Damage of the endothelial glycocalyx in dialysis patients. J Am Soc Nephrol, 23（11）：1900-1908, 2012.
15) Henry CB, et al.：TNF-alpha increases entry of macromolecules into luminal endothelial cell glycocalyx. Am J Physiol Heart Circ Physiol, 279（6）：H2815-2823, 2000.
16) Chappell D, et al.：TNF-alpha induced shedding of the endothelial glycocalyx is prevented by hydrocortisone and antithrombin. Basic Res Cardiol, 104（1）：78-89, 2009.
17) Vink H, et al.：Oxidized lipoproteins degrade the

endothelial surface layer : implications for platelet-endothelial cell adhesion. Circulation, 101 (13) : 1500-1502, 2000.
18) Constantinescu AA, et al. : Elevated capillary tube hematocrit reflects degradation of endothelial cell glycocalyx by oxidized LDL. Am J Physiol Heart Circ Physiol, 280 (3) : H1051-1057, 2001.
19) Nieuwdorp M, et al. : Loss of endothelial glycocalyx during acute hyperglycemia coincides with endothelial dysfunction and coagulation activation in vivo. Diabetes, 55 (2) : 480-486, 2006.
20) Rehm M, et al. : Changes in blood volume and hematocrit during acute preoperative volume loading with 5% albumin or 6% hetastarch solutions in patients before radical hysterectomy. Anesthesiology, 95 (4) : 849-856, 2001.
21) Bruegger D, et al. : Atrial natriuretic peptide induces shedding of endothelial glycocalyx in coronary vascular bed of guinea pig hearts. Am J Physiol Heart Circ Physiol, 289 (5) : H1993-1999, 2005.
22) Jacob M, et al. : Physiological levels of A-, B- and C-type natriuretic peptide shed the endothelial glycocalyx and enhance vascular permeability. Basic Res Cardiol, 108 (3) : 347, 2013.
23) Yanagisawa M, et al. : A novel potent vasoconstrictor peptide produced by vascular endothelial cells. Nature, 332 (6163) : 411-415, 1988.
24) Mah E, et al. : Vitamin C status is related to proinflammatory responses and impaired vascular endothelial function in healthy, college-aged lean and obese men. J Am Diet Assoc, 111 (5) : 737-743, 2011.
25) Kuro-o M, et al. : Mutation of the mouse klotho gene leads to a syndrome resembling ageing. Nature, 390 (6655) : 45-51, 1997.
26) Kusaba T, et al. : Klotho is associated with VEGF receptor-2 and the transient receptor potential canonical-1 Ca^{2+} channel to maintain endothelial integrity. Proc Natl Acad Sci U S A, 107 (45) : 19308-19313, 2010.
27) Suessenbacher A, et al. : Comparison of peripheral endothelial function in shift versus nonshift workers. Am J Cardiol, 107 (6) : 945-948, 2011.
28) Hasdai D, et al. : Coronary endothelial dysfunction in humans is associated with myocardial perfusion defects. Circulation, 96 (10) : 3390-3395, 1997.
29) Zeiher AM, et al. : Impaired endothelium-dependent vasodilation of coronary resistance vessels is associated with exercise-induced myocardial ischemia. Circulation, 91 (9) : 2345-2352, 1995.
30) Lerman A, et al. : Endothelial function : cardiac events. Circulation, 111 (3) : 363-368, 2005.
31) Targonski PV, et al. : Coronary endothelial dysfunction is associated with an increased risk of cerebrovascular events. Circulation, 107 (22) : 2805-2809, 2003.
32) Schachinger V, et al. : Prognostic impact of coronary vasodilator dysfunction on adverse long-term outcome of coronary heart disease. Circulation, 101 (16) : 1899-1906, 2000.
33) Halcox JP, et al. : Prognostic value of coronary vascular endothelial dysfunction. Circulation, 106 (6) : 653-658, 2002.
34) Ganz P, et al. : Individualized approach to the management of coronary heart disease : identifying the nonresponders before it is too late. J Am Coll Cardiol, 53 (4) : 331-333, 2009.
35) Deanfield JE, et al. : Endothelial function and dysfunction : testing and clinical relevance. Circulation, 115 (10) : 1285-1295, 2007.
36) Gokce N, et al. : Risk stratification for postoperative cardiovascular events via noninvasive assessment of endothelial function : a prospective study. Circulation, 105 (13) : 1567-1572, 2002.
37) Kuvin JT, et al. : Assessment of peripheral vascular endothelial function in the ambulatory setting. Vasc Med, 12 (1) : 13-16, 2007.
38) Kuvin JT, et al. : Assessment of peripheral vascular endothelial function with finger arterial pulse wave amplitude. Am Heart J, 146 (1) : 168-174, 2003.
39) Rubinshtein R, et al. : Assessment of endothelial function by non-invasive peripheral arterial tonometry predicts late cardiovascular adverse events. Eur Heart J, 31 (9) : 1142-1148, 2010.
40) Flammer AJ, et al. : The assessment of endothelial function : from research into clinical practice. Circulation, 126 (6) : 753-767, 2012.
41) Bonetti PO, et al. : Noninvasive identification of patients with early coronary atherosclerosis by assessment of digital reactive hyperemia. J Am Coll Cardiol, 44 (11) : 2137-2141, 2004.
42) Matsuzawa Y, et al. : Digital assessment of endothelial function and ischemic heart disease in women. J Am Coll Cardiol, 55 (16) : 1688-1696, 2010.
43) Nohria A, et al. : Role of nitric oxide in the regulation of digital pulse volume amplitude in humans. J Appl Physiol (1985), 101 (2) : 545-548, 2006.
44) Hamburg NM, et al. : Relation of brachial and digital measures of vascular function in the community : the Framingham heart study. Hypertension, 57 (3) : 390-396, 2011.
45) Zeiher AM, et al. : Modulation of coronary vasomotor tone in humans. Progressive endothelial dysfunction with different early stages of coronary atherosclerosis. Circulation, 83 (2) : 391-401, 1991.
46) Wiener L, et al. : Spectrum of coronary arterial spasm. Clinical, angiographic and myocardial metabolic experience in 29 cases. Am J Cardiol, 38 (7) : 945-955, 1976.
47) Henry PD, et al. : Supersensitivity of atherosclerotic rabbit aorta to ergonovine. Mediation by a serotonergic mechanism. J Clin Invest, 66 (2) : 306-313, 1980.
48) Shimokawa H, et al. : Coronary artery spasm induced in atherosclerotic miniature swine. Science, 221 (4610) : 560-562, 1983.

第2章

血管内皮機能測定法

Essential Point

- 血管内皮機能研究は我が国が世界をリードしている分野である．
- 血管内皮機能測定法には，超音波を用いる FMD と指尖容積脈波を用いる RH-PAT がある．
- プレチスモグラフィを用いた血管内皮機能測定は煩雑なため，臨床的な検査として行うには不適である．
- %FMD は反応性充血による上腕動脈径の拡張を評価する．
- RT-PAT は簡便に再現性良く測定できる検査法であるが，さらなるエビデンスの蓄積が必要である．

1. プレチスモグラフィ

　　プレチスモグラフィはストレインゲージ式脈波記録法（strain-gauge plethysmography）とも呼び，上腕の静脈灌流を停止させた状態において，前腕の容積の変化を容積脈波（プレチスモグラム）を用いて測定する．アセチルコリン[*1]などの血管作動性物質を体内に注入して血流量変化を測定する観血的方法と，上腕部にマンシェットを巻いて駆血後に虚血を解除する反応性充血による非観血的方法とがある．

　　1993 年に Casino らは，高脂血症患者において血管内皮依存性の血管拡張反応が低下していることを報告した[1]．1995 年に Stroes らが CKD 患者での血管内皮機能異常[2]や，高脂血症患者の血管内皮機能における脂質異常症治療薬の影響についても報告している[3]．これらの実験的研究においては，あらかじめ生理的な NO 産生を阻害するために血管内に L-NAME[*2]を，血管内皮依存性の血管拡張をみるためにアセチルコリンやセロトニンを，非血管内皮依存性血管拡張をみるために平滑筋の直接拡張作用を持つニトロプルシッドを，それぞれ上腕動脈に注入して測定を行っている．

　　プレチスモグラフィによる血流量測定は，最も信頼性が高い定量的血管内皮機能検査と

[*1] ムスカリン受容体を介して eNOS/NO 経路が活性化され，血管が拡張し血流が増加する．
[*2] NO 合成酵素阻害薬．あらかじめ投与することで，血管作動性物質注入による NO 活性の評価やそれによる血管拡張反応を評価する．

考えられているが，手技が煩雑であり，限られた施設でしか実施できないこともあり，今日の診療における血管内皮機能検査としては現実的ではない．

2. 血管超音波検査機器を用いた FMD

血流介在血管拡張反応（flow-mediated dilation：FMD）は，1992年に Celemajer らにより Lancet に報告され[4]，非侵襲的な血管内皮機能検査として注目を浴びた．長期の喫煙[5]，寒冷刺激[6]，交感神経遮断薬[7]などが血管内皮機能に与える影響や，葉酸[8]や ACE 阻害薬[9]の食事負荷による血管内皮機能低下に対する効果など，上腕動脈での FMD を用いた臨床研究が相次いで報告されるようになり，2002年には米国で FMD のガイドラインが発表された[10]．

我が国においても「血管機能の非侵襲的評価法に関するガイドライン」に，簡易かつ非侵襲的な血管内皮機能検査として詳しく記載されている[11]．反応性充血による FMD は 5 分間の駆血解放後，反応性充血による上腕動脈の血管拡張を測定し，

$$\%FMD = (最大拡張血管径 - 安静時血管径) / 安静時血管径 \times 100$$

で算出される（図 2-1）．駆血解放後，45〜60 秒後に血管径は最大となる．再現性のある結果を得るためには，FMD 検査に習熟した検者が必要である．また，被験者間での比較においては，血管径や上腕の長さなど，体格による影響を考慮すべきとの指摘がある．FMD 測定値の普遍性やさらなる検査普及のためには，測定手技や機器の統一が有用と考えられている．我が国において，統一プロトコールを用いた半自動解析装置による FMD を用いた 4,000 人規模の多施設臨床観察研究が進行中であり，日本人による日本人のための血管内皮機能のエビデンス構築に，大きな期待が寄せられている[12]．

FMD は，初期段階の動脈硬化を評価する非侵襲的血管内皮機能検査のゴールドスタンダードとして活用されている[13]．日本人 5,314 名を対象とした検討によると，FMD を低下させる因子としてはフラミンガムリスクスコアとして知られる，加齢，BMI 上昇，収縮期血圧高値，拡張期血圧高値，総コレステロール高値，トリグリセライド高値，HDL コレステロール低値，LDL コレステロール高値，血中グルコース高値，HbA1c 高値，などのほか，上腕動脈径の大きなことが要因としてあげられている[14]．

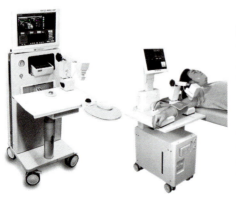

図 2-1 FMD 測定

高解像度超音波装置を用いて，上腕動脈の安静時血管径と反応性の血管拡張度を測定することにより，血管内皮機能を評価する．安静時血管径を測定し終えたあと，前腕部をマンシェットにて 5 分間駆血し，その後開放することによってずり応力を惹起させ，内皮依存性の血管拡張度を測定する．この際，上腕部での駆血よりも，前腕部駆血の方がより NO 依存性が高いといわれている．FMD の算出は，安静時血管径（mm）に対する最大血管拡張度（mm）の比（％）で計算され，6〜7％未満であれば血管内皮機能が低下していると考えられる．

（株式会社ユネクスより写真提供）

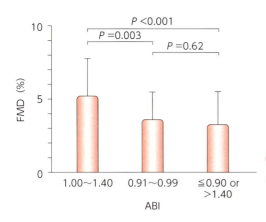

図 2-2 ABI 軽度低値は血管内皮機能低下を反映する
ABI 0.91〜0.99 の軽度低値群において, 血管内皮機能は低下している.

(Kajikawa M, et al.：Circ J, 2014 より改変)

3. FMD の代用になり得る ABI 軽度異常値

　最近, 血管内皮機能異常のスクリーニングに FMD の代用として ABI 検査を用いる可能性について検討した論文が我が国から報告されている. 梶川らによると, ABI の軽度異常値が血管内皮機能異常を推測できる可能性があるという[15]. 389 名の我が国の健診受診者を対象とした研究によると, ABI[*3] 値が 0.91〜0.99 の軽度異常値群と異常値群 (ABI≦0.90 or＞1.40) は, 正常値群 (1.00≦ABI≦1.40) に比べ, FMD による血管内皮機能低下は有意に低下していた[15] (図 2-2). 検査の汎用性を考慮すると, 大規模疫学研究や大規模臨床試験に活用できる可能性が期待できるため, さらなる検証が望まれる.

4. 指尖脈波を用いた RH–PAT

　非侵襲的な血管内皮機能検査として, 反応性充血による指尖脈波の変化を用いた RH–PAT (reactive hyperemia peripheral arterial tonometry) がある. RH–PAT index (末梢動脈容積脈波を用いた反応性充血指数) は, 仰臥位にて EndoPAT™ (Itamar Medical 社製) の専用カフを両示指に装着し, 安静 5 分, 駆血 5 分, 駆血解除後 5 分の計 15 分間で指尖脈波を測定する (図 2-3). 計測と解析とが専用ソフトによる自動解析であるため, 測定が簡便で再現性が高く, 検者に特別な技術が必要なく, 検者の主観が入らないことが利点とされている. 一方で, 交感神経の緊張度合いも含めた血管内皮機能を診ているため, 安定した測定値を得るためには, 明る過ぎない静かな検査室で測定を行うのが望ましい. 動脈壁のしなやかさ (arterial stiffness) を反映するとされている augmentation index (AI) が, RH–PAT 測定と同時に測定値として得られることも, RH–PAT の特徴である.

[*3] 足関節上腕血圧比 (ankle brachial index). 一般に, ABI＜0.90 が ASO のカットオフ値とされているが, 0.90≦ABI＜1.00 であっても, 血管造影を行うと高度の動脈硬化病変を認めることが多いため, 注意が必要である. 健常者では, 上肢よりも下肢の血圧が高いはずであり, 下肢血圧値が上肢血圧値以下の場合は, 動脈硬化リスクの検索を進める必要がある.

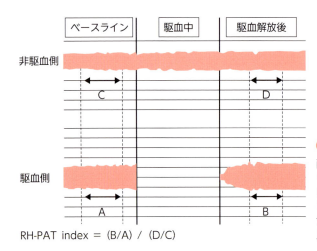

図 2-3 RH-PAT の測定
両手の人差し指の指尖脈波を同時に測定し，片腕を 5 分間マンシェットで圧迫し，阻血状態としたあと，駆血を解除して反応性充血をみる．RH-PAT index (reactive hyperemia-peripheral arterial tonometry index：末梢動脈容積脈波を用いた反応性充血指数)

　RH-PAT 測定の問題点としては，両示指に装着して測定に用いる消耗品のチップが，ディスポ仕様のため，それなりのランニングコストが発生することである．本測定機器のさらなる改良や，検査普及による消耗品の価格引き下げが望まれる．

5. FMD と RH-PAT の違い

　最大の違いは，検査の特性上，血管内皮機能を計測している血管の部位およびサイズが異なることにある．FMD では上腕動脈を計測するのに対し，RH-PAT では，指尖の動静脈〜毛細血管レベルの血管内皮機能を評価している．
　「血管機能の非侵襲的評価法に関するガイドライン (JCS2013)」によると，FMD と RH-PAT の違いとして，測定部位が上腕動脈と指尖動脈床である点，およびパラメータが動脈径（一次元情報）と容積脈波[*4]（三次元情報）である点が異なる[11]．あくまで異なる血管内皮機能評価法であり，それぞれの利点を生かした活用を考慮する必要がある（表 2-1）．
　冠動脈病変の重症度と複雑さについて，80 名の器質的冠動脈狭窄患者に対して上腕動脈の FMD と RH-PAT の両検査法による血管内皮機能を検討した報告がある[16]．多枝病変や複雑病変の冠動脈疾患患者においては，FMD と RH-PAT ともに有意に低値であり，予測因子としては同等であったという．この著者らは，RH-PAT は検者間での差異が FMD より

表 2-1 FMD と RH-PAT の違いを生かした活用法

	FMD	RH-PAT
測定部位	上腕動脈	両側示指
測定原理	動脈径の反応性拡張	反応性充血による指尖毛細血管床の容積増加
測定対象	動脈血管径	指尖容積
測定機器	複数あり	1 種のみ

[*4] plethysmogram．末梢血管の拡張・収縮を皮膚表面から波形として電気的・機械的にとらえるもの．脈波には圧脈波と容積脈波とがある．

も少ないであろうと結論づけている．また，115名の高血圧患者を対象とした最近の報告によると，RH-PATはFMDに比べ，心拍変動解析による自律神経活動をより鋭敏に反映した[17]．これらの結果から，FMDとRH-PATは同じ血管内皮機能検査ではあっても，異なる反応をみていると考えるべきであり，それぞれの検査の特性を生かした評価が望ましいと考えられる．

なお，これまでのエビデンス蓄積量については，FMDとRH-PATには大きな開きがある．「FMD」を扱った論文は，2014年12月1日現在，5,279文献がPubMedでヒットするのに対し，「PAT index」は303文献，「RH-PAT」64文献に過ぎない．臨床研究での歴史の浅いRH-PATについては，さらなるデータ蓄積が望まれる．

6. 前腕駆血と上腕駆血

FMD検査における駆血部位については，上腕と前腕での報告がある．これらの駆血部位の違いを，NO阻害薬を用いて検討したところ，前腕部での駆血による上腕動脈のFMDは7％程度であったという．そのときのNOの関与を100％であるとしたとき，上腕動脈の体幹側駆血による上腕動脈末梢側のFMDは12％程度で，NOの関与は40％であった[18]．さらに，FMDの変化が心血管イベントに与えるインパクトを検討すると，FMDの1％低下は，前腕駆血FMDでは9％の心血管イベントリスク上昇に相当するのに対し，上腕駆血FMDでは，17％のリスク上昇に相当した[19]．反応性充血による血管内皮機能検査においては，駆血部位についても検査目的に応じた部位を選択したうえで，測定手技の統一を図る必要があると考えられる．

7. 血管内皮機能を反映するバイオマーカー

近年の臨床研究においては，FMDやRH-PATなどの生理学的な血管内皮機能検査に加え，血中の血管内皮機能関連バイオマーカーが注目を集めている（表2-2）．

1. NO関連

血管内皮機能が低下した状態では，eNOSによるNOの産生が減弱するとともに，酸化ストレスの影響により，NOの分解が促進されるため，NOの生理活性が低下する．血中に放出されたNOはすぐに分解されてしまうため，スピントラップ法[*5]など特殊な方法を駆使しない限り，バイオマーカーとして直接的に測定することは困難である．そこで，NOの安定代謝産物であるNO_2^-とNO_3^-からなるNO_xを測定することで，NO産生のレベルを推測しようとする意図で，Griess法[*6]によるNO_x濃度測定を用いる場合がある．血中NO_x濃

[*5] 電子スピン共鳴（ESR）法を用いて，ごく短時間で分解されてしまう活性酸素をはじめとする溶液中のラジカルをスピントラップ剤により捕獲し，定量する方法．ESR法は強磁場中に置かれたラジカルにマイクロ波をあて，吸収されるエネルギーを観測する分析法である．

表 2-2 血管内皮機能関連バイオマーカー

	検出標的	主な作用	主な産生細胞	産生刺激
ET-1	肺高血圧	血管収縮	血管内皮細胞	サイトカイン ずり応力
NOx (NO代謝産物)	NO活性	血管拡張 血小板凝集抑制 抗酸化	血管内皮細胞	サイトカイン LPS 酸化ストレス
LOX-index (sLOX-1×LAB)	sLOX-1	動脈硬化	血管内皮細胞	変性LDL増加 エンドセリン
	LAB		(血中)	酸化ストレス
vWF	内皮細胞傷害	血栓形成	血管内皮細胞 骨髄巨核球	サイトカイン 低酸素
ADMA	内皮機能障害	eNOS阻害 NO分泌抑制	血管内皮細胞	酸化ストレス
hs-CRP	全身炎症	炎症の集積状態を反映	肝臓	サイトカイン LPS 酸化ストレス
PTX3	炎症	血管局所の炎症	血管内皮細胞, 血管平滑筋, マクロファージ	サイトカイン 酸化ストレス

ET-1 (endothelin-1), NO (nitric oxide), sLOX-1 (soluble lectin-like oxidized LDL receptor-1), LAB (LOX-1 ligand containing apoB), LPS (リポポリサッカライド), vWF (von Willebrand factor), ADMA (asymmetric dimethylarginine), hs-CRP (high-sensitivity C-reactive protein), PTX3 (pentraxin 3).

度は，FMDなどの血管内皮機能検査の結果ともよく相関することから，血管内皮機能を示すバイオマーカーの1つと考えられ，広く使用されている[20]．

組織や培養細胞中のNOをリアルタイムに観察する手法として，diaminofluorescein-FM diacetate（DAF-FM DA）があるが，血中濃度測定には適さない．

2. ADMA

asymmetric dimethyl-arginine（ADMA）は，eNOSの内因性阻害物質であり，アルギニンからのNOの遊離を阻害することで，血管内皮からのNO分泌を抑制するとともに，ずり応力による反応性血管拡張反応も直接的に阻害する．血中ADMA濃度は，FMDなどの血管内皮機能検査とは逆相関が示されており[21]，さまざまな動脈硬化性疾患において上昇する血中ADMA濃度は，FMDの低下と関連する[10,22]．我が国の大規模コホートの1つである田主丸研究においては，血中ADMA濃度が冠危険因子の集積の程度と一致して増加し，頸動脈内膜中膜複合体厚（IMT）の肥厚と相関するとともに，6年後のIMT肥厚の独立した規定因子であることが報告されている[23,24]．

3. adrenomedullin

アドレノメデュリン（ADM）は1993年に寒川らによって同定されたペプチドで，血管

[*6] NOが酸化されて生じるNO_2^-とNO_3^-によるジアゾニウム塩化合物とナフチルエチレンジアミンのアゾカップリングを利用して検出する方法．NOを直接測定できるわけではないが，発生したNO量を間接的に簡易に測定できる．

内皮細胞からも分泌され，血管弛緩作用，抗炎症作用，機能的血管新生促進作用，血管透過性亢進抑制作用などによる血管保護作用を発揮する多機能分子である[25,26]．なかでも中間部位プロアドレノメデュリン（MR-proADM）は心血管病のリスク層別化に有用とされており，年齢，性別，BMI を調整したあとも，血中 MR-proADM 濃度は，FMD と RH-PAT による血管内皮機能指数との間に，強い相関を認めた[27]．

4. 高感度 C 反応性蛋白

血管内皮の炎症状態を反映するマーカーとしては，多くのエビデンスがある高感度 CRP（high-sensitivity C-reactive protein：hs-CRP）がある．hs-CRP は多くの臨床疫学研究において，心血管イベントとの関連が明らかになっており，従来の冠危険因子とは独立した予後予測因子として知られている．また，大規模な横断的研究において，血中 CRP と FMD が良い相関を示すことも報告されている[28]が，一方で，3,501 名を対象とした検討において，血中 IL-6 濃度と FMD にみられた逆相関は，高感度 CRP と FMD では認められなかったとしている[29]．高感度 CRP については，「高感度」の定義が統一されていないこともあり，測定方法による検出限界の差がこれらの結論の違いを生み出している可能性は否定できない．

5. pentraxin 3

CRP と同じ pentraxin family に属する pentraxin 3（PTX3）[*7] は，血管内皮の局所の炎症を反映するマーカーとして注目されている．

血管内皮機能検査との関係を検討した報告では，全身の炎症を反映する hs-CRP よりも，FMD とより強い逆相関の関係にある[30]．CKD ステージ 1〜5 の非透析患者を対象とした検討では，血中 PTX3 濃度は CKD ステージに応じて上昇するとともに，FMD の独立した強力な規定因子であり，さらに平均 39 ヵ月の観察期間において心血管イベントの発症と強い相関が得られた[31]．ただし，FMD で補正した検討では，その関連性は有意ではなかったという．

6. von Willebrand facotor

血管内皮活障害を反映するバイオマーカーとしては，フォン・ウィルブラント因子[*8]（von Willebrand factor：vWF）がある．vWF は血管内皮細胞などから放出され，傷害された血管内皮の下層に存在する露出したコラーゲンと結合し，さらにそこに血小板が接着することで血小板血栓が形成される．また血漿中では，第Ⅷ因子と結合しており同因子の安定化に寄与している．

生理学的な血管内皮機能検査との関連については，血中 vWF 濃度が FMD とよく逆相関し，フラミンガムリスクスコアモデルに基づく 10 年後の心血管イベント発症予測とも相関することが明らかになっている[32]．

[*7] 同じ pentraxin family に属する CRP が肝臓で産生される全身性炎症指標であるのに対し，血管局所で産生されるため，より鋭敏に血管内皮機能障害を反映すると考えられている．
[*8] Von Willebrand はフィンランドの小児科医（1870-1949）．フィンランド語の発音では，ヴォン・ヴィレブランドである．

7. そのほかの内皮障害関連バイオマーカー

　血管内皮活性化/障害を反映するマーカーとしては，細胞接着因子のVCAM-1とICAM-1，末梢血中の血管内皮前駆細胞（endothelial progenitor cells：EPCs）の数，VEカドヘリン（CD144）陽性血管内皮細胞由来微小粒子（endothelial microparticles：EMPs），接着分子のP-selectinやE-selectin，可溶性LOX-1[*9]などがある．このうち，FMDと比較的よく相関するバイオマーカーとしては，可溶性ICAM-1（sICAM-1）[33]，sVCAM-1[34]，CD133あるいはCD34[*10]/KDR[*11]の二重染色で識別した末梢血中のEPCs数などが知られている[35]．

　平成26年度診療報酬点数表では，これらの血液バイオマーカーのうち，CRP，vWF，tPA・PAI-1複合体のみが，保険収載されているが，いずれも血管内皮機能検査を目的としての算定は認められていない．簡便かつ鋭敏な血管内皮機能バイオマーカーの確立により，一般住民を対象とした健診でのスクリーニングが可能となるとともに，大規模臨床試験や実臨床における動脈硬化性疾患の進展予防および治療効果の判定に活用できるものと期待される．

8. 冠動脈の血管内皮機能

　冠攣縮は，狭心症や急性心筋梗塞，さらには突然死など虚血性心疾患の病態に深く関わっている．冠攣縮で認められる血管内皮障害は，虚血性心疾患のみならず，脳卒中などあらゆる臓器障害に関与している．

　冠動脈血管内皮機能障害を判定する侵襲的な方法としては，冠動脈内にアセチルコリンやエルゴノビンなどの血管作動性物質を注入したり，過換気負荷試験など非薬物的負荷を行ったりすることによって，冠動脈の異常収縮が誘発される．アセチルコリンなどの血管作動性物質を，漸増しながら冠動脈内に注入し，それに対する心外膜の冠動脈の血管径の変化を定量的冠動脈造影法にて測定する．アセチルコリンは血管内皮が正常であれば血管を拡張させるが，血管内皮の傷害や剝離があると，血管を収縮させる（図2-4）．

　心臓カテーテル検査での冠攣縮薬物誘発試験における冠動脈造影上の冠攣縮陽性所見は，「狭心痛および虚血性心電図変化などの心筋虚血の徴候を伴う，一過性の冠動脈完全閉塞または90％より高度の狭窄」をさす．冠攣縮誘発後に冠動脈内に硝酸薬（ISDN）を注入するが，硝酸薬は生体内でNOに変換され，冠攣縮を来たす動脈では過剰な冠動脈拡張を呈する．これは冠攣縮性狭心症患者では，血管内皮機能異常によりNOの基礎的な産生・放出が低下しているためと考えられている．

[*9] 酸化LDL受容体（lectin-like oxidized LDL receptor-1）．LOX-1が酸化LDLと結合することによって，血管内皮の傷害が引き起こされる．LOX-1は傷害を受けた血管内皮細胞表面に多く発現し，変性LDLの増加に伴い，LOX-1の発現量と可溶型LOX-1の量が増加する．
[*10] CD133/CD34陽性細胞は，高い分裂能と多分化能を有する血液幹細胞の性質を持つ．
[*11] 血管内皮細胞に発現し，血管新生の各過程に大きく関わる血管内皮細胞増殖因子受容体2（VEGFR-2：vascular endothelial growth factor receptor-2）の別名．

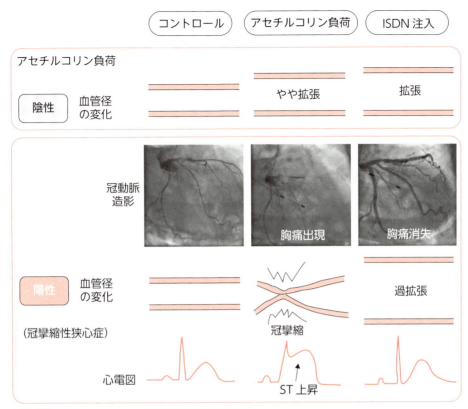

図 2-4 アセチルコリンによる冠攣縮誘発試験

冠動脈の中にアセチルコリンを注入して冠動脈の痙攣を誘発する検査．冠動脈血管内皮機能異常により生じる，冠攣縮性狭心症の確定診断に用いられる．冠攣縮が誘発されると，胸痛が起こり，心電図において ST 上昇を認める．冠攣縮解除のためにアセチルコリン負荷後に ISDN を注入するが，血管内皮機能異常を認める冠動脈では過拡張を来たすことが知られている．

　抵抗血管の内皮機能検査としての冠動脈血流予備力は，平均最高血流速度をドプラ速度計で計測し，安静時の血流速度に対するにアデノシン注入時の平均最高血流速度の比で求める．運動療法は冠動脈疾患患者において，心外膜の冠動脈血管と抵抗血管の両血管の内皮に依存した血管拡張反応を改善させる[36]．

参考文献

1) Casino PR, et al.：The role of nitric oxide in endothelium-dependent vasodilation of hypercholesterolemic patients. Circulation, 88（6）：2541-2547, 1993.
2) Stroes ES, et al.：Impaired endothelial function in patients with nephrotic range proteinuria. Kidney Int, 48（2）：544-550, 1995.
3) Stroes ES, et al.：Vascular function in the forearm of hypercholesterolaemic patients off and on lipid-lowering medication. Lancet, 346（8973）：467-471, 1995.
4) Celermajer DS, et al.：Non-invasive detection of endothelial dysfunction in children and adults at risk of atherosclerosis. Lancet, 340（8828）：1111-1115, 1992.
5) Neunteufl T, et al.：Contribution of nicotine to acute endothelial dysfunction in long-term smokers. J Am Coll Cardiol, 39（2）：251-256, 2002.
6) Ligtenberg G, et al.：Cold stress provokes sympatho-inhibitory presyncope in healthy subjects and hemodialysis patients with low cardiac output. Circulation, 95（9）：2271-2276, 1997.
7) Hijmering ML, et al.：Sympathetic activation markedly reduces endothelium-dependent, flow-mediated vasodilation. J Am Coll Cardiol, 39（4）：683-688, 2002.
8) Wilmink HW, et al.：Influence of folic acid on postprandial endothelial dysfunction. Arterioscler Thromb Vasc Biol, 20（1）：185-188, 2000.
9) Wilmink HW, et al.：Effect of angiotensin-converting enzyme inhibition and angiotensin Ⅱ type 1 receptor antagonism on postprandial endothelial function. J Am Coll Cardiol, 34（1）：140-145, 1999.
10) Corretti MC, et al.：Guidelines for the ultrasound assessment of endothelial-dependent flow-mediated vasodilation of the brachial artery：a report of the International Brachial Artery Reactivity Task Force. J Am Coll Cardiol, 39（2）：257-265, 2002.
11) 山科章班長：血管機能の非侵襲的評価法に関するガイドライン．日本循環器学会，2013．
12) Tomiyama H, et al.：A multicenter study design to assess the clinical usefulness of semi-automatic measurement of flow-mediated vasodilatation of the brachial artery. Int Heart J, 53（3）：170-175, 2012.
13) Tomiyama H, et al.：The relationships of cardiovascular disease risk factors to flow-mediated dilatation in Japanese subjects free of cardiovascular disease. Hypertens Res, 31（11）：2019-2025, 2008.
14) Maruhashi T, et al.：Relationship between flow-mediated vasodilation and cardiovascular risk factors in a large community-based study. Heart, 99（24）：1837-1842, 2013.
15) Kajikawa M, et al.：Borderline ankle-brachial index value of 0.91-0.99 is associated with endothelial dysfunction. Circ J, 78（7）：1740-1745, 2014.
16) Woo JS, et al.：Comparison of peripheral arterial tonometry and flow-mediated vasodilation for assessment of the severity and complexity of coronary artery disease. Coron Artery Dis, 25（5）：421-426, 2014.
17) Tomiyama H, et al.：Autonomic nervous activation triggered during induction of reactive hyperemia exerts a greater influence on the measured reactive hyperemia index by peripheral arterial tonometry than on flow-mediated vasodilatation of the brachial artery in patients with hypertension. Hypertens Res, 37（10）：914-918, 2014.
18) Doshi SN, et al.：Flow-mediated dilatation following wrist and upper arm occlusion in humans：the contribution of nitric oxide. Clin Sci（Lond）, 101（6）：629-635, 2001.
19) Green DJ, et al.：Flow-mediated dilation and cardiovascular event prediction：does nitric oxide matter? Hypertension, 57（3）：363-369, 2011.
20) Lind L, et al.：Evaluation of endothelium-dependent vasodilation in the human peripheral circulation. Clin Physiol, 20（6）：440-448, 2000.
21) Boger RH, et al.：Elevation of asymmetrical dimethylarginine may mediate endothelial dysfunction during experimental hyperhomocyst（e）inaemia in humans. Clin Sci（Lond）, 100（2）：161-167, 2001.
22) Boger RH, et al.：Asymmetric dimethylarginine（ADMA）：a novel risk factor for endothelial dysfunction：its role in hypercholesterolemia. Circulation, 98（18）：1842-1847, 1998.
23) Miyazaki H, et al.：Endogenous nitric oxide synthase inhibitor：a novel marker of atherosclerosis. Circulation, 99（9）：1141-1146, 1999.
24) Furuki K, et al.：Plasma level of asymmetric dimethylarginine（ADMA）as a predictor of carotid intima-media thickness progression：six-year prospective study using carotid ultrasonography. Hypertens Res, 31（6）：1185-1189, 2008.
25) Kitamura K, et al.：Adrenomedullin：a novel hypotensive peptide isolated from human pheochromocytoma. Biochem Biophys Res Commun, 192（2）：553-560, 1993.
26) Ishimitsu T, et al.：Plasma levels of adrenomedullin, a newly identified hypotensive peptide, in patients with hypertension and renal failure. J Clin Invest, 94（5）：2158-2161, 1994.
27) Schnabel RB, et al.：Multiple endothelial biomarkers and noninvasive vascular function in the general population：the Gutenberg Health Study. Hypertension, 60（2）：288-295, 2012.
28) Verma S, et al.：Cross-sectional evaluation of brachial artery flow-mediated vasodilation and C-reactive protein in healthy individuals. Eur Heart J, 25（19）：1754-1760, 2004.
29) Weiner SD, et al.：Systemic inflammation and brachial artery endothelial function in the Multi-Ethnic Study of Atherosclerosis（MESA）. Heart, 100（11）：862-866, 2014.
30) Yasunaga T, et al.：Plasma pentraxin 3 is a more

potent predictor of endothelial dysfunction than high-sensitive C-reactive protein. Int Heart J, 55 (2) : 160-164, 2014.
31) Yilmaz MI, et al. : Soluble TWEAK and PTX3 in nondialysis CKD patients : impact on endothelial dysfunction and cardiovascular outcomes. Clin J Am Soc Nephrol, 6 (4) : 785-792, 2011.
32) Felmeden DC, et al. : A comparison of flow-mediated dilatation and von Willebrand factor as markers of endothelial cell function in health and in hypertension : relationship to cardiovascular risk and effects of treatment : a substudy of the Anglo-Scandinavian Cardiac Outcomes Trial. Blood Coagul Fibrinolysis, 14 (5) : 425-431, 2003.
33) Witte DR, et al. : Soluble intercellular adhesion molecule 1 and flow-mediated dilatation are related to the estimated risk of coronary heart disease independently from each other. Atherosclerosis, 170 (1) : 147-153, 2003.
34) Brevetti G, et al. : High levels of adhesion molecules are associated with impaired endothelium-dependent vasodilation in patients with peripheral arterial disease. Thromb Haemost, 85 (1) : 63-66, 2001.
35) Heiss C, et al. : Impaired progenitor cell activity in age-related endothelial dysfunction. J Am Coll Cardiol, 45 (9) : 1441-1448, 2005.
36) Hambrecht R, et al. : Effect of exercise on coronary endothelial function in patients with coronary artery disease. N Engl J Med, 342 (7) : 454-460, 2000.

第3章

血管内皮機能測定によって得られる情報

Essential Point

- 血管内皮機能は冠危険因子とは独立した心血管病の予後予測因子である.
- 血管内皮機能は有効な運動習慣の獲得,禁煙,減量,薬物治療など,冠危険因子の是正によって改善する.
- 冠攣縮性狭心症において血管内皮機能は低下している.
- 心臓微小血管狭心症(Syndrome X)の診断に血管内皮機能測定が有用である.
- 血管内皮機能測定は深部静脈血栓症のスクリーニングに有用である.

　心血管病発症・再発予防のための循環器疾病管理において,動脈硬化初期段階からの機能的変化をとらえる血管内皮機能検査を行うことは,スクリーニング・リスク層別化・予後予測のいずれの観点からも,きわめて重要度が高い.さらに,予防戦略としての治療介入の有効性評価において,鋭敏な評価指標である血管内皮機能を診ることによってのみしか得られない貴重な情報があることを,われわれは十分に理解する必要がある.

1. スクリーニング検査としての血管内皮機能測定

　FMDやRH-PATを用いた血管内皮機能検査は,従来からある冠動脈疾患危険因子の評価に有用であることが示されている[1〜3].2,883名のフラミンガム研究対象者にFMDを行ったところ,FMDは年齢,収縮期血圧,BMI,高脂血症治療薬,喫煙の程度と負の相関を示し,女性,心拍数,6分間歩行距離と正の相関を示した[3].健診や人間ドックにおいて,非侵襲的かつ被曝の恐れのない血管内皮機能検査を上手に活用することで,費用対効果の高い動脈硬化性疾患の早期発見や,動脈硬化性疾患ハイリスク群の抽出が可能となるかもしれない.

2. 動脈硬化進展評価指標としての血管内皮機能測定

　動脈硬化進展指標として用いられる検査には,より早期の変化をとらえるものとして血管内皮機能検査,あるいはCAVI(cardio-ankle vascular index)やPWV[4]が,さらに器質

表 3-1 動脈硬化スクリーニングや進展指標として用いられる検査

侵襲性	検査項目	検査名
なし	血圧測定	（末梢）血圧測定 中心血圧測定
低い（静脈採血のみ）	血液生化学検査	脂質値（LDL-C, HDL-C, non-HDL-C, 中性脂肪），血糖値，尿酸値，腎機能，その他のバイオマーカー
なし	心電図検査	
なし	眼底検査	
ほとんどなし（5分間の駆血のみ）	血管内皮機能検査	血流依存性血管拡張反応（FMD） 反応性充血を用いた指尖容積脈波（RH-PAT）
ほとんどなし	動脈硬化検査	脈波伝播速度（baPWV：brachial-ankle pulse wave velocity） 心臓足首血管指数（CAVI[*1]：cardio-ankle vascular index）
	末梢動脈検査	足関節上腕血圧比（ABI：ankle brachial index） 足趾上腕血圧比（TBI：toe brachial index）
なし	頸動脈エコー	
あり	冠動脈CT	
高い	心臓カテーテル検査	冠動脈造影 　血管内超音波（IVUS：intravascular ultrasound） 　光干渉断層法（OCT：optical coherence tomography）

的な変化をとらえるものとして，ABI, IMT, 冠動脈CTがある．また侵襲性の高い検査としては，心臓カテーテル検査によるIVUSを用いた冠動脈プラーク面積測定などが用いられる（表3-1）．

FMDやRH-PATによる血管内皮機能は，心血管病患者における独立した予後予測指標であるとされており，有効な運動習慣の獲得，減量，冠危険因子の是正によって改善する．

特に複数の併存症を持つ患者においては，血管内皮機能検査によって得られる結果は統合的な評価指標として有用である．RH-PAT indexを改善するさまざまな介入については，いくつか報告があるが，その研究規模はいずれも限られたものである[5〜9]．

3. 冠動脈疾患の予知と予後予測

冠動脈疾患のスクリーニングテストとしてFMDを用いた検討によると，冠動脈疾患の存在予側としてのFMDは感度71％，特異度81％，陽性的中率的95％，陰性的中率41％であった[10]．胸痛が感度95％と特異度47.6％，運動負荷心電図検査が感度82.4％，特異度57.1％であったことを考慮すると，FMD検査は特異度を補うのに有用な検査であると言えよう．

FMD低値は冠動脈疾患発症の予測因子として有用とされているが，心血管イベントやステント内再狭窄などの予後予測因子として有用だとするもの[11〜13]と，そうでないとする

[*1] 心臓から足首までの動脈の硬さを反映する指標であり，血圧非依存性の血管のスティッフネス（硬化度）を表す．動脈硬化進展に伴って高値となり，心血管イベント発症や予後を規定する因子の1つとされる．

報告[14]がある．152名の冠動脈疾患の患者を2.8年追跡した検討では，FMD低値と頸動脈プラーク断面積が大きい群において，心血管イベント発症が多かった[11]．冠動脈疾患患者において，治療後のFMD低値は予後不良の可能性が高いことも明らかになっている[13,15]．一方で，138名の安定狭心症患者を対象とした検討では，調整フラミンガムスコア（AFRS）はFMDと逆相関を示し，動脈のしなやかさを評価する上腕・足首伝播速度検査（baPWV）と正相関を示したものの，FMDはAFRSに比べ，より優れた予後予測因子ではなかった[16]．

最近の報告では，急性冠症候群にて経皮的冠動脈形成術（PCI）を行った患者を対象に，発症から3週間後と8ヵ月後にRH-PATを測定したところ，8ヵ月後のRH-PAT indexは再狭窄のあった群で有意に低値であった[17]．PCI後のフォローアップ心臓カテーテル検査前のスクリーニング検査としての有用性が期待される．

4. 冠攣縮性狭心症の診断

冠攣縮性狭心症では，冠動脈の血管内皮機能のみならず，末梢血管の内皮機能異常を認めることが知られている．冠動脈内アセチルコリン[*2]注入による反応とFMDとを比較した検討では，冠動脈血管内皮機能異常の95%はFMD低値（<3%）により，予測可能であった．1997年には我が国の本山らが，冠攣縮性狭心症患者35名ではコントロール患者35名に比し，上腕動脈のFMDが低下していることを報告している[18]．また，ニトログリセリンによる血管内皮非依存性の血管拡張反応は両群に差がなかったという．

血管内超音波検査（IVUS）を用いた検討によると，冠攣縮性狭心症の患者では，コントロール群と比較し，冠動脈にびまん性の内膜肥厚をより高率に認める[19]．血管内皮からのNO産生減少が冠攣縮の原因となることは従来から知られているが，同時に動脈硬化の発症・進展にも関わる可能性が明らかとなり，血管内皮機能測定の重要性がますます高くなっているといえよう．

5. 心臓微小血管障害における診断と治療効果判定

通常の冠動脈造影では検出できない100 μm以下の微小血管の機能異常が胸痛発現に関与することが報告されており，このような疾患群を微小血管狭心症またはcardiac syndrome Xと呼ぶ．閉経前後の女性に多く，過労や精神的ストレス，睡眠不足などが誘因とされている．

冠動脈造影を行った140名の女性胸痛患者を対象とした器質的狭窄のない心臓微小血管障害による胸痛患者の判別に，RH-PATを用いた血管内皮機能検査が有用であった[20]

[*2] 神経伝達物質の1つ．アセチルコリンによりムスカリン受容体が刺激されると，冠動脈では血管内皮からNOが産生されて血管拡張反応が起こる．冠攣縮性狭心症では，アセチルコリンの冠動脈内注入により，冠動脈の攣縮（スパズム）が誘発される．攣縮が認められたら速やかに硝酸イソソルビド（ISDN）を注入して，攣縮を解除する．アセチルコリン投与により一時的に徐脈を呈するため，負荷試験施行時にはバックアップのため一時的ペースメーカーを留置する．

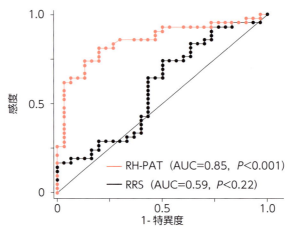

図 3-1 血管内皮機能と心臓微小血管障害
血管内皮機能は心臓微小血管狭心症の有無を判別するのに有用であった．RRS：the Reynolds Risc Score

（Matsuzawa Y, et al.：JACC, 2014 より改変）

（図 3-1）．

　微小血管狭心症の患者に ACE 阻害薬とスタチンを 6 ヵ月間にわたって投与したところ，プラセボ群に比し，有意に QOL が改善するとともに，細胞外スーパーオキシドジスムターゼ（ecSOD）活性が低下し，その変化は FMD と逆相関を示した[21]．SOD 活性の低下は，スーパーオキサイド発生のレベルが高くないことを示しており，本疾患における血管内皮機能検査は，治療効果判定指標の 1 つとして有用と考えられる．

6. 深部静脈血栓症のスクリーニング

　血管内皮細胞は，血管トーヌス（緊張）や炎症の制御のほかに，血液凝固に関しても重要な働きを担っている．血管内皮細胞は，凝固促進因子（組織因子，第Ⅷ因子）や凝固抑制因子（PGI_2[*3]，ヘパリン様物質[*4]，トロンボモデュリン），線溶促進因子（t-PA）と線溶抑制因子（PAI-1），血小板凝集抑制因子（PGI_2，NO）と血小板凝集促進因子（vWF，PAF[*5]）などを産生し，巧妙に血液凝固・線溶系を調節している（図 3-2）．このため，血管内皮機能異常の状態では，血栓が形成されやすくなる．

　長期安静臥床後や手術後に発症する深部静脈血栓症（DVT）が引き起こす肺動脈血栓塞

[*3] prostaglandin I_2（prostacyclin）．アラキドン酸から生合成される生理活性物質の 1 つであり，抗血小板作用，血管拡張作用，血管平滑筋増殖抑制作用，血管内皮機能改善作用などを有する．

[*4] 血管内皮細胞上にあるヘパラン硫酸（HS）プロテオグリカン．血中のアンチトロンビン（AT）-Ⅲ との親和性により，抗血栓性が決定される．糖尿病や高血圧などの血管内皮機能異常の状態では，HS と AT-Ⅲ との親和性が低下することが知られている．内皮グリコカリックスの主成分の 1 つ．

[*5] 血小板活性化因子（platelet activating factor）．血小板の活性化以外に平滑筋収縮，白血球遊走，マクロファージ活性化などの多面的な作用を持つ．

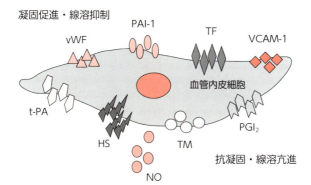

図 3-2 血管内皮細胞における凝固・線溶バランス調節

凝固促進・線溶抑制状態では，vWF (von Willebrand factor)，PAI-1 (plasminogen activator inhibitor-1)，TF (tissue factor)，VCAM-1 (vascular cell adhesion molecule-1) などの発現が亢進するのに対し，抗凝固・線溶亢進状態では，t-PA (tissue plasminogen activator)，HS (heparan sulfates)，TM (thrombomodulin)，PGI$_2$ (prostaglandin I$_2$) の発現が亢進するとともに，NO (nitric oxide) の産生が促進される．

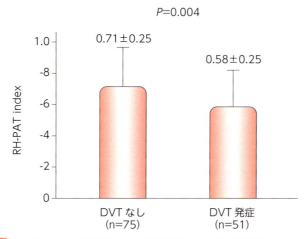

図 3-3 血管内皮機能測定による深部静脈血栓症発症予測

126 名の人工関節置換術を予定した患者を対象に術前に血管内皮機能を測定．術後に深部静脈血栓症を発症した群では，有意に血管内皮機能が低値であった．

(Suzuki H, et al.：Circ J, 2014 より改変)

栓症は，時に死に至る．関節症にて人工関節置換手術を受ける 126 名の患者を対象とした我が国の前向き観察研究において，手術前日に測定した RH-PAT による血管内皮機能低下は，DVT 発症の優れた予測因子であった[22]（図 3-3）．術後患者の実に 40.5％に DVT が認められており，血管内皮機能検査による静脈血栓塞栓症のハイリスク群抽出が推奨される．

7. 末梢動脈疾患における予後予測

199名の末梢動脈疾患（PAD）患者を平均1.2年間追跡した研究では，29.4％にあたる35名にイベントが発生し，これらの患者ではFMDによる内皮依存性の血管内皮機能が有意に低下していた[23]．さらにFMD低値群では，高値群に比し，心血管イベント発症率は9倍であったという．131名のPAD患者を対象とした1.9年の追跡では，血管内皮機能は心血管イベント発症の有用な予後予測因子であった[24]．

進行性重症動脈硬化性疾患の表現形としてのPADは，予後不良な疾患群であることが知られており，ハイリスク群をより早期に，非侵襲的に判別する血管内皮機能検査を行う意義は高い．

参考文献

1) Kuvin JT, et al.：Assessment of peripheral vascular endothelial function with finger arterial pulse wave amplitude. Am Heart J, 146（1）：168-174, 2003.
2) Hamburg NM, et al.：Cross-sectional relations of digital vascular function to cardiovascular risk factors in the Framingham Heart Study. Circulation, 117（19）：2467-2474, 2008.
3) Benjamin EJ, et al.：Clinical correlates and heritability of flow-mediated dilation in the community：the Framingham Heart Study. Circulation, 109（5）：613-619, 2004.
4) Imanishi R, et al.：High brachial-ankle pulse wave velocity is an independent predictor of the presence of coronary artery disease in men. Hypertens Res, 27（2）：71-78, 2004.
5) Barringer TA, et al.：Potential benefits on impairment of endothelial function after a high-fat meal of 4 weeks of flavonoid supplementation. Evid Based Complement Alternat Med, 2011：796958, 2011.
6) Schroeter H, et al.：(-)-Epicatechin mediates beneficial effects of flavanol-rich cocoa on vascular function in humans. Proc Natl Acad Sci U S A, 103（4）：1024-1029, 2006.
7) Aversa A, et al.：Chronic administration of Sildenafil improves markers of endothelial function in men with Type 2 diabetes. Diabet Med, 25（1）：37-44, 2008.
8) Yamaoka-Tojo M, et al.：Effects of ezetimibe add-on therapy for high-risk patients with dyslipidemia. Lipids Health Dis, 8：41, 2009.
9) Yamaoka-Tojo M, et al.：Beyond cholesterol lowering：pleiotropic effects of bile acid binding resins against cardiovascular disease risk factors in patients with metabolic syndrome. Curr Vasc Pharmacol, 6（4）：271-281, 2008.
10) Schroeder S, et al.：Noninvasive determination of endothelium-mediated vasodilation as a screening test for coronary artery disease：pilot study to assess the predictive value in comparison with angina pectoris, exercise electrocardiography, and myocardial perfusion imaging. Am Heart J, 138（4 Pt 1）：731-739, 1999.
11) Chan SY, et al.：The prognostic importance of endothelial dysfunction and carotid atheroma burden in patients with coronary artery disease. J Am Coll Cardiol, 42（6）：1037-1043, 2003.
12) Patti G, et al.：Impaired flow-mediated dilation and risk of restenosis in patients undergoing coronary stent implantation. Circulation, 111（1）：70-75, 2005.
13) Kitta Y, et al.：Endothelial vasomotor dysfunction in the brachial artery is associated with late in-stent coronary restenosis. J Am Coll Cardiol, 46（4）：648-655, 2005.
14) Fathi R, et al.：The relative importance of vascular structure and function in predicting cardiovascular events. J Am Coll Cardiol, 43（4）：616-623, 2004.
15) Kitta Y, et al.：Persistent impairment of endothelial vasomotor function has a negative impact on outcome in patients with coronary artery disease. J Am Coll Cardiol, 53（4）：323-330, 2009.
16) Park KH, et al.：Clinical significance of framingham risk score, flow-mediated dilation and pulse wave velocity in patients with stable angina. Circ J, 75（5）：1177-1183, 2011.
17) Yamamoto M, et al.：Impaired digital reactive hyperemia and the risk of restenosis after primary coronary intervention in patients with acute coronary syndrome. J Atheroscler Thromb, 21（9）：957-965, 2014.
18) Motoyama T, et al.：Flow-mediated, endothelium-dependent dilatation of the brachial arteries is

impaired in patients with coronary spastic angina. Am Heart J, 133（3）：263-267, 1997.
19) Miyao Y, et al.：Diffuse intimal thickening of coronary arteries in patients with coronary spastic angina. J Am Coll Cardiol, 36（2）：432-437, 2000.
20) Matsuzawa Y, et al.：Digital assessment of endothelial function and ischemic heart disease in women. J Am Coll Cardiol, 55（16）：1688-1696, 2010.
21) Pizzi C, et al.：Angiotensin-converting enzyme inhibitors and 3-hydroxy-3-methylglutaryl coenzyme A reductase in cardiac Syndrome X：role of superoxide dismutase activity. Circulation, 109（1）：53-58, 2004.
22) Suzuki H, et al.：Utility of noninvasive endothelial function test for prediction of deep vein thrombosis after total hip or knee arthroplasty. Circ J, 78（7）：1723-1732, 2014.
23) Gokce N, et al.：Predictive value of noninvasively determined endothelial dysfunction for long-term cardiovascular events in patients with peripheral vascular disease. J Am Coll Cardiol, 41（10）：1769-1775, 2003.
24) Brevetti G, et al.：Endothelial dysfunction and cardiovascular risk prediction in peripheral arterial disease：additive value of flow-mediated dilation to ankle-brachial pressure index. Circulation, 108（17）：2093-2098, 2003.

Column 血管内皮機能障害による心血管病発症メカニズムに迫る　心房細動

　心房細動における心原性脳塞栓症は，いったん発症してしまうと大きな機能障害を生じ，患者のQOLを著しく低下させる．心房細動患者では，血管内皮機能が低下することが知られているが，心内血栓形成において，心房心内膜の内皮細胞障害や内皮機能低下が，心内血栓形成に大きく関わると考えられている．高頻度ペーシングによるブタ心房細動モデルにおいて，左心房組織では，eNOS発現が低下するとともに，NO産生が有意に低下していたという．さらにこれらの左房組織において，PAI-1の発現が亢進しており，局所における易血栓状態維持に寄与していることが示唆されている．

第4章

血管内皮機能異常による疾病発症のメカニズム

Essential Point

- NO 産生低下は血管内皮機能の原因かつ結果である．
- 活性酸素種（ROS）は血管内皮の恒常性維持に関わる．
- 炎症，酸化ストレス亢進，自律神経機能異常は血管内皮機能を低下させる．

1. 一酸化窒素

　血管内皮細胞由来の NO（nitric oxide）は，その産生量が適度に調節された状態においては，血管拡張（図 4-1），抗炎症，血管平滑筋増殖抑制，血小板凝集抑制，接着因子発現抑制，ROS 消去などの作用を発揮することによって，血管の恒常性を担っている（表 4-1）．一方，NO 産生の低下は，血管平滑筋の弛緩不良から高血圧を引き起こし，血小板凝集を亢進させることで血栓症の原因となり，血管平滑筋細胞の増殖から動脈硬化促進の原因となる．他方では，大気汚染や喫煙・副流煙によって生じる過剰な NO は，スーパーオキサイド（$O_2^{\cdot-}$）と反応し，最も強力な ROS であるパーオキシナイトライト（$ONOO^-$：peroxynitrite）を産生し，強い酸化力や毒性を発揮し炎症を促進する．血管内皮機能異常によって，NO の産生が低下することでさらに高血圧や動脈硬化が促進される．

2. 炎　症

　慢性炎症による組織障害には，活性化リンパ球やマクロファージによる細胞障害，形質細胞から分泌される抗体による障害がある．血管壁への慢性炎症は血管リモデリングを来たし，動脈硬化の進展を引き起こす．

　炎症マーカーである CRP の血中濃度高値は，心血管イベント発症の独立した危険因子である．血管内皮の傷害によって引き起こされる炎症反応と ROS の産生亢進は，動脈硬化の発症・進展メカニズムに密接に関わっている[1,2]．血中の炎症性マーカーが高値の患者においては，血管内皮機能異常を認めることが明らかになっている[3]．

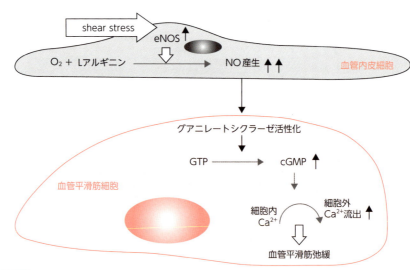

図 4-1 NO の血管拡張作用

shear stress（ずり応力）により NO 産生が増加し，グアニレートシクラーゼが活性化されることによって cGMP が上昇し，細胞内から細胞外に Ca^{2+} が流出する．これらの一連の反応により，血管平滑筋が弛緩し，血管拡張が起こる．

表 4-1 NO の心血管保護作用

標的細胞・標的分子	作　用	期待される効果
血管平滑筋	弛緩	降圧・抗動脈硬化
血小板	凝集抑制（cGMP 増加による）	血栓形成抑制
好中球	スーパーオキサイド産生抑制	抗酸化作用
血管内皮細胞・線維芽細胞	IL-8 分泌抑制	好中球遊走・脱顆粒抑制，抗炎症
LDL-C	酸化抑制	内皮機能障害抑制・抗動脈硬化
単球・マクロファージ	血管内皮細胞への接着抑制	抗動脈硬化
単球・内皮細胞・脂肪細胞・線維芽細胞など	IL-6 産生抑制	炎症抑制・抗動脈硬化

3. 酸化ストレス

　血管内皮細胞における主な ROS 産生源は $gp91^{phox}$, $p22^{phox}$, $p47^{phox}$, $p67^{phox}$, Rac1 などの蛋白複合体から構成される NADPH オキシダーゼであり（図 4-2）[4]，そこで産生される ROS は血管内皮の恒常性維持に関わる血管内皮細胞の増殖と遊走にとって不可欠である[5]．血管内皮細胞に発現する eNOS は，NO を合成し，血管の恒常性維持に貢献する．ところが，酸化ストレスが亢進した状況においては，eNOS は NO よりも，スーパーオキサイドを大量に生成してしまう．生成されたスーパーオキサイドは NO と反応し，強い酸化力や毒性を発揮するラジカル，パーオキシナイトライトに変化する．これらの過剰な ROS 産生に曝された血管内皮細胞はダメージを受け，さまざまな機能障害を生じる（図 4-3）．血管内皮細胞においては，アポトーシス促進により，内皮のバリア機能が障害されるとともに，生体保護作用としての内皮傷害後の再内皮化や血管新生を阻害する．さらに，血管平滑筋や線維芽細胞の増殖シグナルを活性化し，内膜肥厚や動脈硬化促進を招く．

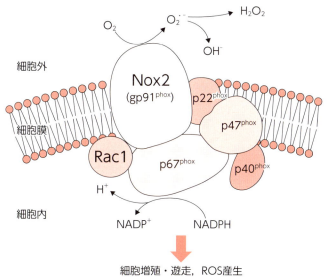

図 4-2 血管内皮細胞における NADPH オキシダーゼの ROS 産生機序

炎症や酸化ストレスなどの刺激により，NADPH オキシダーゼが活性化され，過剰な ROS 産生とともに，さまざまな細胞内シグナルが活性化される．

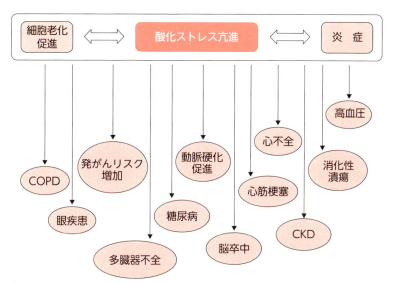

図 4-3 酸化ストレス亢進による疾病発症

酸化ストレスが亢進し抗酸化機能が低下した状態では，細胞老化が促進し DNA 損傷を来たしやすくなる．発がんリスクが増加するとともに，血管においては慢性炎症を惹起することで動脈硬化を促進する．

4. 自律神経

　交感神経と副交感神経のアンバランスな状態，すなわち自律神経機能異常においては，慢性炎症を惹起し[6]，動脈硬化の進行や血小板凝集能の亢進を引き起こし[7]，脂質代謝の変化を来たすことなどが報告されている[8]．米国の大規模な疫学研究として知られるフラミンガム研究では，血中炎症マーカーと自律神経機能異常が血管内皮機能異常に関連することが明らかになっている[9]．さらに，自律神経機能異常と冠動脈疾患の重症度や予後との関連が報告されている[10]．一方，冠動脈疾患患者ではうつ病患者と同様に，交感神経活動亢進や副交感神経活動低下，交感神経と副交感神経のバランス破綻といった自律神経失調状態が高率に生じている[11,12]．

　うつ病患者においては，交感神経機能指標となる心拍変動[*1]（heart rate variability：HRV）の低下が%FMDの低下と相関することが報告されており，自律神経機能異常と血管内皮機能異常との関連が明らかにされている[13]．虚血性心疾患患者においては，FMDと同時に測定した心拍変動モニタリングにおいて，FMDとSDNN[*2]，LF[*3]/TP[*4]（副交感神経に修飾された交感神経活動指標），HF[*5]/TP（副交感神経活動指標），LF/HF（交感神経活動指標）といった自律神経機能指標がよく相関していた[14]．なかでも，最もよくFMDを反映していたLF/HFを加味した指標である「LF/HF補正FMD」は，心血管イベント回避率の優れた予測因子であったとされている．

[*1] 自律神経のゆらぎによる心拍数の周期的変動のこと．心電図の正常洞調律時のRR間隔を用いて解析される．HRVの致死性不整脈や心臓突然死の予知における有用性は確立している．
[*2] RR間隔の標準偏差．HRVのタイムドメイン解析で得られる指標で多くのエビデンスがある．
[*3] 低周波成分（low-frequency）．心臓交感神経・副交感神経機能の指標とされる．
[*4] 総神経活動量（total power）．HF成分とLF成分を加えた総和であり，総自律神経機能の指標として用いられる．
[*5] 高周波成分（high-frequency）．心臓副交感神経機能の指標とされる．

参考文献

1) Ross R：Atherosclerosis—an inflammatory disease. N Engl J Med, 340（2）：115-126, 1999.
2) Kobayashi S, et al.：Interaction of oxidative stress and inflammatory response in coronary plaque instability：important role of C-reactive protein. Arterioscler Thromb Vasc Biol, 23（8）：1398-1404, 2003.
3) Myers PR, et al.：Effects of cytokines tumor necrosis factor alpha and interleukin 1 beta on endotoxin-mediated inhibition of endothelium-derived relaxing factor bioactivity and nitric oxide production in vascular endothelium. Shock, 1（1）：73-78, 1994.
4) Babior BM：The NADPH oxidase of endothelial cells. IUBMB Life, 50（4-5）：267-269, 2000.
5) Abid MR, et al.：NADPH oxidase activity is required for endothelial cell proliferation and migration. FEBS Lett, 486（3）：252-256, 2000.
6) Sajadieh A, et al.：Increased heart rate and reduced heart-rate variability are associated with subclinical inflammation in middle-aged and elderly subjects with no apparent heart disease. Eur Heart J, 25（5）：363-370, 2004.
7) Badimon L, et al.：A sudden increase in plasma epinephrine levels transiently enhances platelet deposition on severely damaged arterial wall—studies in a porcine model. Thromb Haemost, 82（6）：1736-1742, 1999.
8) Dzau VJ, et al.：Regulation of lipoprotein metabolism by adrenergic mechanisms. J Cardiovasc Pharmacol, 10（Suppl 9）：S2-6, 1987.
9) Vita JA, et al.：Brachial artery vasodilator function and systemic inflammation in the Framingham Offspring Study. Circulation, 110（23）：3604-3609, 2004.
10) Huikuri HV, et al.：Heart rate variability and progression of coronary atherosclerosis. Arterioscler Thromb Vasc Biol, 19（8）：1979-1985, 1999.
11) Veith RC, et al.：Sympathetic nervous system activity in major depression. Basal and desipramine-induced alterations in plasma norepinephrine kinetics. Arch Gen Psychiatry, 51（5）：411-422, 1994.
12) Kleiger RE, et al.：Decreased heart rate variability and its association with increased mortality after acute myocardial infarction. Am J Cardiol, 59（4）：256-262, 1987.
13) Pizzi C, et al.：Analysis of potential predictors of depression among coronary heart disease risk factors including heart rate variability, markers of inflammation, and endothelial function. Eur Heart J, 29（9）：1110-1117, 2008.
14) Watanabe S, et al.：Simultaneous heart rate variability monitoring enhances the predictive value of flow-mediated dilation in ischemic heart disease. Circ J, 77（4）：1018-1025, 2013.

Column　血管内皮機能のさらなる改善に迫る　カレーライス

　日本の国民的人気メニューであるカレーライスを食べると，食後1時間でのFMDが改善するとの報告がある．一般的に食事後の血管内皮機能は一時的に低下することが知られているが，日本人向けのマイルドな辛さのカレーライスにおいては，むしろFMD値が向上するというから驚きである．その機序としては，カレーに含まれるクルクミン，オイゲノール，クエルセチンなどの香辛料による抗酸化作用によるものと考えられている．ただし，長期に渡って高頻度にカレーライスを食べ続けた場合の血管内皮機能改善効果については，未だ明らかではない．

第5章 血管内皮機能のエビデンス

Essential Point
- アセチルコリンによる血管拡張には血管内皮細胞の存在が必須である．
- shear stress（ずり応力）低下は血管内皮機能を低下させる．
- 血管内皮機能異常により生じる冠攣縮は器質的冠動脈狭窄を惹起する．
- 血管内皮機能測定は，心臓一次予防，二次予防において予後予測に有用である．
- 心血管病における介入の効果判定指標として，血管内皮機能測定は有用である．

1. 血管内皮機能に関する基礎研究

　近年，内皮細胞のもつ多彩な機能については，多くの研究成果が報告されているが，比較的その歴史は浅い．血管内皮細胞は，血管の内面を覆う一層の細胞群であり，血管壁の裏打ち蛋白に過ぎないと考えられていたが，1970年代以降に内皮細胞を含む細胞培養技術が格段に進歩し，さまざまな機能が明らかになった．

　最も古くから研究されていた血管内皮機能は，血栓形成の抑制に関するものである．1976年には，プロスタサイクリン（prostaglandin I_2：PGI_2）が発見された[1]．血栓形成に深く関与する血小板は，生理的な状態では，血管のずり応力によって内皮細胞から産生される PGI_2 によってその活性化が抑制されている．さらに，PGI_2 は血管平滑筋を強力に弛緩させる作用があることも明らかになった．1981年には，血液凝固カスケードの最終過程において，フィブリノゲンをフィブリンに変える，トロンビンと強く結合するトロンボモデュリン（TM）が発見された[2]．TMは，トロンビンの血液凝固活性を失活させ，その結合体は，凝固抑制酵素として働く[3]．

　血管内皮細胞の役割に関するブレイク・スルーは，アセチルコリンが血管拡張を起こすのに，血管内皮細胞の存在が必須であることを明らかにしたFurchgottらの1980年Natureへの報告である[4]．その後，血管内皮機能の基礎研究に関する報告が年々増加していく．米国の文献検索サイトPubMed[*1]によると，vascular endothelial function（血管内皮機能）という言葉が初めて登場するのは，1984年に報告された牛の大動脈培養細胞を

[*1] アメリカ国立医学図書館の国立生物工学情報センター（NCBI）が運営する医学・生物学分野の学術文献データベース検索システム．http://www.ncbi.nlm.nih.gov/pubmed

用いた研究である[5]．そこでは，shear stress（ずり応力）[*2]によって生じる細胞レベルの変化，すなわち，pinocytotic vesicle（取り込み小胞体）形成の増加などについて，血管内皮細胞の機能的変化として記述されている．血管内皮依存性の血管内皮機能については，同時期にラットの摘出大動脈を用いたendothelial-dependent relaxant（血管内皮依存性弛緩）に関する基礎研究がある[6]．これは，いわゆる「テンション実験」と呼ばれるもので，動物から摘出した大動脈にカニューレを挿入し，血管内に薬剤などを灌流させたときの血管そのものの縦方向の収縮・弛緩の程度を評価するものである．

一方で1980年代から冠攣縮が動脈硬化進展に関わることが次第に明らかになる．1980年にMacAlpinらが，冠攣縮によって冠動脈に壁肥厚が生じ，冠動脈狭窄を来たすことを明らかにした[7]．ブタ動物モデルを用いて，冠攣縮から冠動脈硬化に至るプロセスを初めて明らかにしたのは，下川らの1983年の報告である[8]．さらに，1984年のKawachiらの犬を用いたエルゴノビンによる冠攣縮[9]や，1986年の江頭らのミニ豚を用いたヒスタミン誘発性冠動脈攣縮の報告が続く[10]．

1987年には，脳血管における血管内皮機能，impairment of endothelium-dependent responses（血管内皮依存性反応不全）に関する動物実験も報告されている．Mayhanらは，ラットの脳血管にアデノシンを作用させ，血管内皮依存性の血管拡張を報告している[11]．クモ膜下出血後の脳血管攣縮については，急激な頭蓋内圧上昇が血管内皮を傷害し，内皮細胞の細胞間接着を脆弱化することで，血漿成分が血管壁内にしみ出し，内膜の肥厚や，血管平滑筋の収縮を誘発するものと考えられている[12]．

1988年に内皮細胞から産生されるエンドセリンが発見され，強力な血管収縮作用を持つことが明らかにされた[13]．以後，さまざまな分子生物学的研究手法が確立し，増殖因子，サイトカインやケモカイン，接着分子や核内受容体など，種々の内皮関連分子が発見され，さらに高度な細胞機能に関する研究が進み，今日に至る．

2. 血管内皮機能に関する臨床研究

1. 一次予防のエビデンス

血管内皮機能の低下は動脈硬化進展に関連し，心血管イベントの発症予測因子の1つとされる[14〜16]．末梢血管における血管内皮機能不全は，冠動脈の血管内皮機能不全と関連しており，全身的な血管機能の異常を反映するものと考えられている[17〜20]．

血管内皮機能の長期予後予測に関する研究としては，スウェーデンでの1914年生まれの男性636名を対象とした臨床疫学研究がある[21]．下肢の虚血反応を用いたプレチスモグラフィによる血管内皮機能低値は，21年間の追跡において，独立した強力な心血管イベント予測因子であった．心血管疾患のない45〜85歳の米国一般住民3,026名を対象とした

[*2] 血管内においては，血液が流れる方向に沿った単位面積あたりの抵抗力を指す．血流増大によりずり応力が増すと，血管内皮細胞より一酸化窒素が放出され，中膜の血管平滑筋に作用して血管を弛緩させる．
ずり応力＝粘度/ずり速度（ニュートンの式）

FMDを用いた観察研究では，中央値より低値群では，5年間の心血管イベント発症が有意に多かった[22]．2,792名の高齢者を対象とした5年間の観察では，FMDは心血管イベントの発症予測に有用であったが，上腕動脈の血管径も同程度の予測能であった[23]．FMDは年齢，性別，糖尿病の有無，喫煙，血圧，ベースラインでの心血管病の状態，総コレステロール値を補正しても，有意な予後予測因子として抽出されたが，従来からの冠危険因子に対し，その予測性向上に対する貢献度はごくわずかであった．

一方，FMDの改善に関する検討では，閉経後の女性高血圧患者400名を対象とした報告がある．半年間の降圧治療によるFMDの変化によって2群に分けたところ，FMDが10％よりも改善した群では，平均5.6年の追跡期間中の心血管イベント発症が0.51/100人・年であったのに対し，FMD非改善群では，3.50/100人・年と有意に高率であった[24]．

2. 二次予防のエビデンス

急性冠症候群患者の多くは，ある日突然に発症し，生命の危険にさらされる．たとえ急性期の冠動脈形成術に成功し，再発予防のための内服薬を開始したとしても，発症前の生活習慣をそのまま継続しているようでは，プラーク破綻の再発を防ぐことはできない．なぜ発症したのか？　どうしたら再発を予防できるのか？　個々の患者の問題点をクリアにし，その対策を講ずることが必要である．

冠動脈疾患の患者を対象に，アセチルコリンに対する冠動脈の反応性を調べた2.3年の追跡研究において，重度の血管内皮機能障害のある群においては，有意に心血管イベントの発症が多かったことが報告されている[25]．胸痛を主訴に心臓カテーテル検査を受けた73名の患者を5年間追跡した検討では，FMDによる血管内皮機能は心血管イベントの有用な予後予測因子であった[26]．一方で，冠動脈疾患患者444名を対象とした2年の前向き観察研究では，頸動脈のIMTが低リスク患者において死亡に関する予測因子であったのに対し，FMDは心血管イベント発症の予測因子とはならなかった[27]．ただし，％FMDが2％未満となるような高リスク患者においては，FMDは有用な予後予測因子であった．

RH-PATを用いた最近の報告では，442名の冠動脈疾患患者を対象とした検討において，心血管イベントのあった群では，イベントのなかった群に比し，有意にRH-PAT indexが低下していた[28]．とくに，RH-PAT index＝0.501で2群に分けたところ，RH-PAT index低値群では，明らかに心血管イベントの発生率が高かった．心臓二次予防においては，Framingham risk score，BNP値，SYNTAX score（synergy between PCI with taxus and cardiac surgery score）にRH-PAT indexを加味した分析モデルが，最も心血管イベントの予後予測に有用であった．

一方，末梢動脈性疾患患者を対象とした研究では，FMDとABIがともに低値の群において，心血管イベント発症リスクが高値であったとの報告もある[29]．

冠動脈疾患をはじめとする多くの循環器疾患は慢性疾患であり，二次予防のための疾病管理については，生活習慣の改善に向けて，いかに患者のやる気を引き出し，継続させるかが重要である．そのためには，患者自身が生活習慣改善のために頑張った成果の「見える化」が有効であり，フィードバックツールとして活用することで，おのおのの患者の疾病や合併症の程度など，病態に応じた長期的に良好な疾病管理状態を維持することが可能となる．

FMDの変化と予後予測に関する縦断的検討は，循環器疾病管理を考えるうえで重要で

あり，実臨床に血管内皮機能を取り入れる際にたいへん重要なメッセージを与えてくれている．新たに診断された冠動脈疾患患者251名を対象とした3年間の最適治療後の追跡調査によると，FMD非改善は再狭窄の独立した予知予測に有用であったが，ベースラインのFMD低値のみでは，十分な予測因子とはならなかった[30]．さらに，冠動脈形成術（PCI）においてベアメタルステント[*3]（BMS）留置が成功した患者141名を対象とした研究では，PCI施行時ではなく，その半年後の上腕動脈のFMD検査が，半年後のステント内再狭窄の有無を予測するうえで有用であった[31]．

これらの報告から，血管内皮機能検査は，心臓二次予防患者において将来の心血管イベントの有無を予測するのみならず，循環器疾病管理の状態を把握し，その効果を検証する効果判定指標としても有用であると考えられる．

3. 介入評価指標としての血管内皮機能

動脈硬化性疾患の多くは，危険因子の是正により予防可能である．ハイリスク症例や，すでに心血管病を発症してしまった症例においても，包括的な疾病管理により，心血管病の再発・進展を防ぐことが可能である．

208名の肥満患者を対象とし，薬物・食事療法あるいは，肥満手術（bariastric surgery[*4]）による減量介入を行った報告によると，10％以上の減量に成功した群では，介入前の血中インスリン値が高かった群において，FMDによる血管内皮機能がより改善した[32]．同程度の減量が成功した群であっても，血中インスリン値が低い群については血管内皮機能の改善は有意ではなかったことから，インスリン抵抗性のある群において，血管内皮機能の改善が得られやすいと考えられる．

筆者らの検討においては，動脈硬化性疾患の患者を対象とした適度なウォーキング指導（30分/日）によって，4週間後のRH-PAT indexは有意に改善した（図5-1）．高齢心不全患者を対象に2週間のサイクルエルゴメータ[*5]を用いた低負荷運動療法を行ったところ，6分間歩行距離は有意に増加し，特に80歳以上の群において，RH-PAT indexは有意に改善した．この血管内皮機能改善効果は，従来からの低負荷ストレッチと歩行訓練による運動療法では，認められなかった[33]．一方，左室収縮能の保たれた高齢心不全患者を対象とした16週間の耐久力を増加させる有酸素トレーニング（ウォーキングと上下肢のサイクルエルゴメータ）は，血管内皮機能や動脈硬化度を改善せずに，最高酸素摂取量を改善した[34]．高強度の運動度トレーニングは急性反応として血管内皮機能を低下させることが知られており，高齢心不全患者を対象とした運動指導では，高強度の運動よりは低強度の持続運動の方が，血管内皮機能改善においてはより有用なのかもしれない．

[*3] bare metal stent（BMS）．薬剤溶出性ステント（drug eluting stent：DES）に対し，従来から使用されてきた金属がむき出しになっているステント．DESはBMSで問題となっていた冠動脈ステント留置術後の再狭窄を防ぐことを目的に，日本では2004年から使用されるようになった．

[*4] 高度肥満に対する外科的減量手術．胃バイパス術とも呼ばれ体重減少効果のほか，2型糖尿病などの肥満随伴疾患に対し高い改善効果が示されている．ルーワイ胃バイパス術，腹腔鏡下調節性胃バンディング術，スリーブ状胃切除術，十二指腸スイッチ術などがある．

[*5] 自転車エルゴメータ，エアロバイクとも呼ぶ．ウォームアップから開始し，ramp負荷をかけて運動者の心肺機能測定やトレーニングを行うための機器．運動負荷の際には次第にペダルが重くなるが，最後まで指示された回転数（50〜60 rpm）を維持するように指示する．

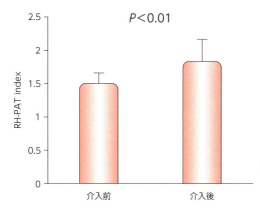

図 5-1 運動指導による血管内皮機能改善効果
4 週間のウォーキング指導（30 分/日）にて，RH-PAT index は平均値で 1.51 から 1.86 まで改善した．

参考文献

1) Moncada S, et al.：An enzyme isolated from arteries transforms prostaglandin endoperoxides to an unstable substance that inhibits platelet aggregation. Nature, 263（5579）：663-665, 1976.
2) Esmon CT, et al.：Identification of an endothelial cell cofactor for thrombin-catalyzed activation of protein C. Proc Natl Acad Sci U S A, 78（4）：2249-2252, 1981.
3) Owen WG, et al.：Functional properties of an endothelial cell cofactor for thrombin-catalyzed activation of protein C. J Biol Chem, 256（11）：5532-5535, 1981.
4) Furchgott RF, et al.：The obligatory role of endothelial cells in the relaxation of arterial smooth muscle by acetylcholine. Nature, 288（5789）：373-376, 1980.
5) Davies PF, et al.：Influence of hemodynamic forces on vascular endothelial function. In vitro studies of shear stress and pinocytosis in bovine aortic cells. J Clin Invest, 73（4）：1121-1129, 1984.
6) Davies JM, et al.：Endothelial-dependent relaxant effects of vaso-active intestinal polypeptide and arachidonic acid in rat aortic strips. Prostaglandins, 27（2）：195-202, 1984.
7) MacAlpin RN：Contribution of dynamic vascular wall thickening to luminal narrowing during coronary arterial constriction. Circulation, 61（2）：296-301, 1980.
8) Shimokawa H, et al.：Coronary artery spasm induced in atherosclerotic miniature swine. Science, 221（4610）：560-562, 1983.
9) Kawachi Y, et al.：Selective hypercontraction caused by ergonovine in the canine coronary artery under conditions of induced atherosclerosis. Circulation, 69（2）：441-450, 1984.
10) Egashira, K, et al.：Histamine-induced coronary spasm in regions of intimal thickening in miniature pigs：roles of serum cholesterol and spontaneous or induced intimal thickening. Circulation, 74（4）：826-837, 1986.
11) Mayhan WG, et al.：Impairment of endothelium-dependent responses of cerebral arterioles in chronic hypertension. Am J Physiol, 253（6 Pt 2）：H1435-1440, 1987.
12) Sasaki T, et al.：Barrier disruption in the major cerebral arteries following experimental subarachnoid hemorrhage. J Neurosurg, 63（3）：433-440, 1985.
13) Yanagisawa M, et al.：A novel potent vasoconstrictor peptide produced by vascular endothelial cells. Nature, 332（6163）：411-415, 1988.
14) Ras RT, et al.：Flow-mediated dilation and cardiovascular risk prediction：a systematic review with meta-analysis. Int J Cardiol, 168（1）：344-351, 2013.
15) Hamburg NM, et al.：Cross-sectional relations of digital vascular function to cardiovascular risk factors in the Framingham Heart Study. Circulation, 117（19）：2467-2474, 2008.
16) Hamburg NM, et al.：Relation of brachial and digital measures of vascular function in the community：the Framingham heart study. Hypertension, 57（3）：390-396, 2011.
17) Rubinshtein R, et al.：Assessment of endothelial function by non-invasive peripheral arterial tonometry predicts late cardiovascular adverse events. Eur Heart J, 31（9）：1142-1148, 2010.
18) Anderson TJ, et al.：Systemic nature of endothelial dysfunction in atherosclerosis. Am J Cardiol, 75（6）：71B-74B, 1995.
19) Anderson TJ, et al.：Close relation of endothelial function in the human coronary and peripheral circulations. J Am Coll Cardiol, 26（5）：1235-1241, 1995.
20) Takase B, et al.：Endothelium-dependent flow-mediated vasodilation in coronary and brachial arteries in suspected coronary artery disease. Am J Cardiol, 82（12）：1535-1539, A7-8, 1998.

21) Hedblad B, et al.：Low pulse-wave amplitude during reactive leg hyperaemia：an independent, early marker for ischaemic heart disease and death. Results from the 21-year follow-up of the prospective cohort study 'Men born in 1914', Malmo, Sweden. J Intern Med, 236（2）：161-168, 1994.

22) Yeboah J, et al.：Predictive value of brachial flow-mediated dilation for incident cardiovascular events in a population-based study：the multi-ethnic study of atherosclerosis. Circulation, 120（6）：502-509, 2009.

23) Yeboah J, et al.：Brachial flow-mediated dilation predicts incident cardiovascular events in older adults：the Cardiovascular Health Study. Circulation, 115（18）：2390-2397, 2007.

24) Modena MG, et al.：Prognostic role of reversible endothelial dysfunction in hypertensive postmenopausal women. J Am Coll Cardiol, 40（3）：505-510, 2002.

25) Suwaidi JA, et al.：Long-term follow-up of patients with mild coronary artery disease and endothelial dysfunction. Circulation, 101（9）：948-954, 2000.

26) Neunteufl T, et al.：Late prognostic value of flow-mediated dilation in the brachial artery of patients with chest pain. Am J Cardiol, 86（2）：207-210, 2000.

27) Fathi R, et al.：The relative importance of vascular structure and function in predicting cardiovascular events. J Am Coll Cardiol, 43（4）：616-623, 2004.

28) Matsuzawa Y, et al.：Peripheral endothelial function and cardiovascular events in high-risk patients. J Am Heart Assoc, 2（6）：e000426, 2013.

29) Brevetti G, et al.：Endothelial dysfunction and cardiovascular risk prediction in peripheral arterial disease：additive value of flow-mediated dilation to ankle-brachial pressure index. Circulation, 108（17）：2093-2098, 2003.

30) Kitta Y, et al.：Persistent impairment of endothelial vasomotor function has a negative impact on outcome in patients with coronary artery disease. J Am Coll Cardiol, 53（4）：323-330, 2009.

31) Kitta Y, et al.：Endothelial vasomotor dysfunction in the brachial artery is associated with late in-stent coronary restenosis. J Am Coll Cardiol, 46（4）：648-655, 2005.

32) Bigornia SJ, et al.：Insulin status and vascular responses to weight loss in obesity. J Am Coll Cardiol, 62（24）：2297-2305, 2013.

33) Ozasa N, et al.：Effects of machine-assisted cycling on exercise capacity and endothelial function in elderly patients with heart failure. Circ J, 76（8）：1889-1894, 2012.

34) Kitzman DW, et al.：Effect of endurance exercise training on endothelial function and arterial stiffness in older patients with heart failure and preserved ejection fraction：a randomized, controlled, single-blind trial. J Am Coll Cardiol, 62（7）：584-592, 2013.

Column　血管内皮機能のさらなる改善に迫る　腸内環境

　ヨーグルトに含まれる乳酸菌の中には，免疫力を高めて，がん予防に有効なものがあるとされている．心血管病においても，乳酸菌が産生するラクトトリペプチドに血圧低下作用や血管内皮機能改善効果があるのではないかと期待されている．一方で，選択的腸内除菌により善玉菌を増加させることで，治療4週間後の重症心不全患者のFMDを有意に改善し，糞便中のエンドトキシンを劇的に減少させ，炎症サイトカインの産生が低下することが報告されている．

第6章

心血管病と血管内皮機能に関わる因子

Essential Point
- 冠動脈疾患の家族歴，喫煙，塩分過剰摂取，運動不足，エストロゲン低下，ビタミン不足などの要因は血管内皮機能低下と関連する．
- 高血圧，糖尿病，脂質異常症，高尿酸血症，肥満・メタボリックシンドロームなどの生活習慣病は，血管内皮機能低下を招く．
- 冠動脈疾患，CKD，SAS，心房細動，心不全，肺高血圧，DVTにおいて，血管内皮機能は低下する．
- メンタルストレスやうつ病，ED，自律神経機能異常においても，血管内皮機能は低下している．

1. 冠動脈疾患の家族歴

　若年健常者を対象とした検討において，冠動脈疾患の家族歴のある群では，家族歴以外の冠危険因子がないにもかかわらず，すでにFMDが低値であることが報告されている[1]．さらに，両親のいずれかに若年発症の心筋梗塞の既往がある若年健常者（平均年齢19歳）においては，コントロール群に比してFMDは有意に低値であり，FMD値は頸動脈IMT肥厚と有意な逆相関を認めたとされている[2]．

　冠動脈疾患の家族歴がFMD低値に関与する機序についての詳細は不明であるが，高血圧・脂質異常症・糖尿病といった生活習慣病の集積しやすさ以外にも，遺伝的あるいは環境的な何らかの血管内皮機能低下素因の存在を示唆するものである．

2. 減 塩

　高血圧，心不全，CKDにおいて，減塩は生活指導の基本的事項として重要であり，減塩により心血管病発症リスクが減少する[3]．短期間の減塩は，正常血圧肥満患者の血管内皮機能を改善する[4]．また，平均年齢62歳の中等度高血圧（収縮期血圧130〜159 mmHg）患者17名を対象とした4週間の減塩介入に関する報告によると，尿中ナトリウム排泄量が50％低下し，FMDによる血管内皮機能は68％増加した[5]．それに伴い，NOとtetrahydrobiopterin[*1]の生理活性が増加し，酸化ストレスマーカーが減少していた[5]．

血管内皮機能異常のみられる患者に対しては，内皮機能低下を来たす原因の特定を試みるとともに，特に過剰な塩分摂取が疑われる症例については，まず減塩指導を行う．家庭血圧や血圧変動に注意しながら，血管内皮機能検査による減塩の効果を経時的に評価していくことで，より効果的な減塩指導が可能となる．

3. 喫　煙

喫煙は用量依存性かつ可逆的に血管内皮機能低下を引き起こす[6]．健常者を対象とした実験において，喫煙は酸化ストレスを亢進させ，NO産生を減じることで，急速に血管内皮機能を低下させることが明らかになっている[7]．フラミンガム研究では，喫煙者において有意に%FMDが低値であること[8]や，RH-PAT indexが低値であること[9]が示されている．また30分の短時間であっても，受動喫煙は酸化ストレスを亢進させ，FMDを有意に低下させる[10]．

喫煙や受動喫煙による「タバコ病」は，血管内皮を直接的に傷害するとともに，血管内皮機能を著明に低下させ，本来，血管内皮細胞に備わっているはずの疾病発症に対する予防・回避機構を破綻させる．さらに酸化ストレスを亢進させ，組織線維化や細胞老化を促進し，動脈硬化や発がんに関わる．血管内皮機能を大きく低下させる喫煙については，やはり「万病の元凶」と認識すべきであろう．

4. 高血圧

臨床研究において，上腕動脈における血管内皮機能障害が明らかになったのは，1990年の本態性高血圧に関する報告が最初である[11]．高血圧における血管拡張障害は，小さな抵抗血管を含む全身の多くの異なる種類の血管においても確認されている[12,13]．臀部皮下の生検から得られた in vitro の血管を用いた研究では，ステージ1の本態性高血圧患者ではその60%弱に小血管の血管拡張障害が認められた[14]．明らかな合併症のない高血圧患者であっても，血管内皮機能異常を呈する症例では，生活習慣改善の指導や薬物療法による降圧治療を積極的に考慮すべきであると考えられる．

一方で，本態性高血圧患者ではFMDが低値であり，降圧治療によって長期にわたる血管内皮機能改善効果が得られることが知られている[15]．閉経後の高血圧患者を対象とした検討では，6ヵ月の高血圧治療によってFMDによる血管内皮機能が改善した群では，改善しなかった群に比し，有意に心血管イベントが少なかった[16]．血圧をどこまで下げるべきなのかについては，年齢や併存疾患によって血圧管理目標値を考慮すべきである．よりきめこまやかなテーラーメード治療を考えた場合，血管内皮機能をめやすに管理目標値を個別に設定するという方法が有効であると考えられる．

[*1] テトラハイドロビオプテリン（BH_4）．血管内皮保護因子であるeNOS活性化に必須な補酵素．BH_4減少により，eNOSはNOではなく，毒性の強いスーパーオキサイドを産生する（eNOSアンカップリング）．

5. 糖尿病・糖代謝異常

　糖尿病・糖代謝異常では，PKC が活性化し，eNOS が低下するとともにエンドセリン産生が亢進し，糖化 LDL など終末糖化産物（AGE）の生成が促進することで，さらなる酸化ストレス亢進状態が惹起され，動脈硬化が促進する．プレチスモグラフィと FMD による検討においては，高血糖は血管内皮機能を低下させ[17,18]，糖尿病患者においては，冠動脈の血管内皮機能が低下し，NO 放出機能低下を認める[19]．

　1 型糖尿病，2 型糖尿病のいずれにおいても，血管内皮機能異常が報告されている[20,21]．さらに耐糖能異常の患者においても，同様に血管内皮機能が低下している[22]．培養血管内皮細胞を用いた検討では，高血糖によってアポトーシスが増加するが，持続的な高血糖よりも，むしろ血糖の変動，すなわち間欠的な高血糖によって，細胞死が増加することが示されている[23]．耐糖能異常患者での，グルコースクランプ法による間欠的高血糖の影響をみた臨床研究によると，持続的高血糖よりも間欠的高血糖において，炎症性サイトカイン TNF-α の分泌が高値であった[24]．さらに 1 型糖尿病患者による検討では，高血糖のみならず，低血糖によっても炎症性サイトカイン産生と酸化ストレスが亢進し，FMD による血管内皮機能が低下する[25]．

　一方，種々の糖尿病治療によって，血管内皮機能が改善することが知られている．54 名の急性冠症候群患者のうち，食後高血糖を呈した 36 名に α-GI 薬のミグリトールを投与したところ，1 週間後の食後高血糖は有意に改善され，食後の RH-PAT index が有意に改善した[26]．筆者らの検討でも，ピオグリタゾン内服にて十分な血糖コントロールの得られなかった軽症の 2 型糖尿病患者に対し，食後高血糖を改善させる速攻型インスリン分泌促進薬のミチグリニドを追加投与したところ，12 週間のミチグリニド投与にて，HbA1c は 0.3％低下し（$P<0.01$），RH-PAT index は 24％改善した（$P<0.05$）[27]（図 6-1）．

Column　血管内皮機能のさらなる改善に迫る　DPP-4 阻害薬

　動脈硬化モデル動物である apoE ノックアウトマウスに糖尿病治療薬の 1 つである dipeptidyl peptidase（DPP）-4 阻害薬を投与したところ，血管内皮機能が改善し，抗動脈硬化作用が得られた．また，DPP-4 阻害薬（テネリグリプチン）はメタボリックシンドローム動物モデル（SHRcp ラット）において，インスリン抵抗性と血糖コントロールの改善のみならず，血管内皮機能も改善した．一方で，2 型糖尿病患者を対象とした臨床研究では 6 週間の DPP-4 阻害薬（シタグリプチンとアログリプチン）投与により，FMD が有意に低下した．この変化については，スタチン投与群や LDL-C 低値群では観察されなかったという．

　これに対し，急性冠症候群の糖尿病患者を対象とした 12 週間のシタグリプチン 100 mg 投与において，プラセボ投与群と比較して，RH-PAT による血管内皮機能は有意な改善効果が得られなかったとの報告もある．さらに，12 週間のシタグリプチン投与は血中アディポネクチン濃度を増加させ，FMD による血管内皮機能を有意に改善したとの報告もある．現状では，DPP-4 阻害薬と血管内皮機能改善効果については明らかな結論が出ておらず，さらなる臨床研究の結果が待たれる．

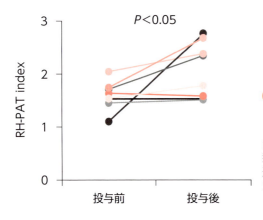

図 6-1 2型糖尿病患者でのミチグリニドによる血管内皮機能改善効果

ピオグリタゾン内服にて十分な血糖コントロールの得られなかった2型糖尿病患者に対し，食後高血糖を改善させる速攻型インスリン分泌促進薬のミチグリニドを追加投与した．12週間のミチグリニド投与にて，RH-PAT index 1.6±0.3 から2.1±0.5（mean±SD）まで改善した．

（Kitasato L, et al.：Cardiovasc Diabetol, 11：79, 2002 より）

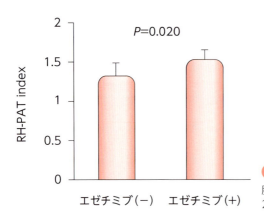

図 6-2 エゼチミブによる血管内皮機能改善効果

脂質異常症の薬物治療が行われていない12名にエゼチミブを22週間投与し，その前後にRH-PAT indexを測定．

6. 脂質異常症

　高LDLコレステロール血症や，高トリグリセライド血症，また高脂肪食負荷テストによる食後高脂血症においても，血管内皮機能は低下する．一方，急性冠症候群の高コレステロール血症患者を対象とした検討では，プラバスタチン 40 mg/日，6週間の投与は，非投与群に比して劇的にFMDを改善した[28]．4,057名の家族性高脂血症（FH）患者を対象としたメタアナリシスでは，FHがFMD低値を示し，頸動脈と大腿動脈においてIMT高値を示した．FH患者に対するスタチン投与はFMDを改善し，頸動脈IMTを減少させた[29]．

　筆者らの検討では，6ヵ月のエゼチミブ単剤投与は高脂血症患者のLDL-Cを25％低下させ，それに伴いRH-PAT indexを15％改善した（図 6-2）[30]．また，すでにスタチンが投与されているにもかかわらず，LDL-C値が管理目標値に達しない群にエゼチミブを22週間追加投与し，その前後においてRH-PAT indexを測定したところ，エゼチミブ 10 mg/併用療法にて血中LDL-Cは24％の低下を認め，それに伴いRH-PAT indexは14％改善した[31]．その際に，動脈硬化進展指標の1つとなる血中LDL/HDL比は28％低下し，酸化ストレス指標の1つである血中dROMs値も11％低下した（図 6-3）．

　メタボリックシンドローム患者を対象にした，高用量スタチンとスタチン＋エゼチミブ

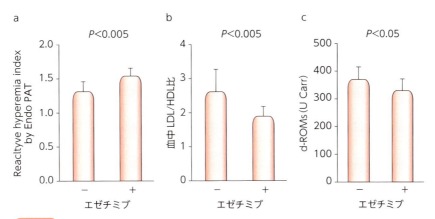

図 6-3 スタチンにエゼチミブを上乗せして得られた血管内皮機能の改善効果
スタチンによる薬物治療が行われている脂質異常症患者のうち，管理目標値に達しない14名にエゼチミブを22週間追加投与し，その前後にLDL, HDL, dROMs, RH-PAT indexを測定した．

併用療法の効果を比較した検討では，FMDおよびRH-PATによる血管内皮機能測定において比較されているが，その改善効果に差はなかったと報告されている[32]．高コレステロール治療薬による血管内皮機能改善効果は，変性LDLコレステロールの低下や酸化ストレスの抑制によるものと考えられている．

7. 高尿酸血症

高尿酸血症は酸化ストレスの亢進から血管内皮機能障害を引き起こすことが知られている．インスリン抵抗性や交感神経活性亢進，RAS系亢進により，血中に尿酸前駆物質であるヒポキサンチンが増加する．ヒポキサンチンは血管内皮細胞に存在するキサンチンオキシダーゼにより，尿酸に代謝されるため，その過程で生成する過剰なROSが血管内皮のNOを賦活化し，動脈硬化を促進する．

さらに，高尿酸血症はヒト血管内皮細胞で尿酸トランスポーターURAT1を介してRAS系を活性し，炎症を惹起すると考えられている[33]．日本人を対象とした冨山らの報告によると，非メタボリックシンドロームの健常者においては，高尿酸血症はFMD低下の独立した危険因子であった[34]．メタボリックシンドローム患者においては，高尿酸血症群では，さらにFMDが低値であったという．また，閉経後の女性においても，高尿酸血症はFMD低下の独立した予測指標であった[35]．さらに，ベンズブロマロンやキサンチンオキシダーゼ阻害薬を用いて血中尿酸値をコントロールすると，血管内皮機能が有意に改善した．

8. CKD

慢性腎臓病（chronic kidney disease：CKD）とは，腎臓の障害（蛋白尿など），もしくはGFR（糸球体濾過量）60 mL/分/1.73 m² 未満の腎機能低下が3ヵ月以上持続するもの，と定義されている．CKDは2002年に米国で提唱され[36]，軽度の腎機能障害から末期腎不全までを内包する概念であり，CKDそのものが心血管イベントの重要な危険因子であることが知られるようになった．また，CKD患者ではその重症度に応じて，血管内皮機能が低下していることが知られている．

80名のCKD患者を対象とした検討では，26名のコントロール群に比し，有意にFMDによる血管内皮機能が低下しており，vWF（von Willebrand factor）が上昇していた[37]．また，CKD患者ではその重症度に応じてPWVが高値となるが，FMDは重症CKDにおいてのみ低下していたという報告もある[38]．CKD患者では，コントロール群に比して血中CRPが高値であり，その値は血管内皮機能と逆相関を示す[39]ことなどから，重症CKD患者におけるFMD低下は，血中CRP高値と関連すると考えられている．わが国のCKD患者を対象とした研究では，対照群と比較し，CKD患者では有意にRH-PAT indexが低値であり，重度の血管内皮機能低下は，心血管イベント発症の独立した優れた予測因子であった[40]．

一方，腹膜透析症例では，FMDの低下がみられ[41]，透析前の症例や腎移植後の患者に比し，透析患者ではFMDやIMTに異常がみられる[39]．透析患者を対象とした検討では，FMDは必ずしも総死亡などの予後とは相関しなかったという報告[42,43]があることから，石灰化の強い重度の動脈硬化においては，血管内皮機能検査の予後予測能は限られたものになってしまう可能性が高い．

9. 肥満・メタボリックシンドローム

肥満やメタボリックシンドロームの患者においては，インスリン抵抗性が生じ，2型糖尿病，高血圧，脂質異常症の原因となる．インスリンは，インスリン受容体─PI3K─Akt経路を介して血管内皮細胞におけるeNOSを活性化し，NO産生を促進させる．このため，インスリン抵抗性の状態では，内皮細胞でのeNOS活性低下により，内皮依存性血管弛緩反応が減弱している．肥満・メタボリックシンドロームにおける血管内皮機能異常には，インスリン抵抗性に加え，食後高血糖・食後高トリグリセライド血症の関与が大きいと考えられている．

フラミンガム研究第7集団の対象者のうち，糖尿病や臨床的に問題となる冠動脈疾患を発症していないメタボリックシンドロームの患者2,883名を対象にFMD検査を行った大規模研究において，冠危険因子の集積は血管内皮機能低下を示し，インスリン抵抗性が強いほどFMDが低下するという，逆相関の関係を示す[44]．さらに，819名を対象とした6.8年の追跡研究では，メタボリックシンドローム患者のうち，FMD低値群では明らかに心血管イベントの発症が多かった[45]．

日本人のメタボリックシンドローム患者においても，RH-PATによる血管内皮機能は有

意に低下している[46]. さらに前向き介入としてセルフアセスメントを用いた効果的な減量や運動療法により, RH-PAT が有意に改善された[46]. BMI 30 以上の肥満患者を対象に, 生活習慣の改善とともに, 1 回 30 分のサイクルエルゴメータによる運動を週 3 回, 6 ヵ月間継続することで, インスリン抵抗性が改善し, RH-PAT による血管内皮機能が改善した[47].

また, 家族に糖尿病患者のいるメタボリックシンドローム患者を対象に, メトホルミンを 90 日以上にわたって投与すると, プレチスモグラフィによる血管内皮機能が改善した[48]. 25 名のメタボリックシンドローム患者を対象とした実験的研究において, 8 週間のフィブラート系薬剤投与にて FMD が改善するとともに, 血栓溶解阻害因子 (thrombin-activatable fibrinolysis inhibitor：TAFI) が低下した[49]. TAFI は肝細胞から分泌される線溶制御因子であるが, メタボリックシンドロームでの炎症や抗線溶, 動脈硬化進展への関与が指摘されており, 脳梗塞発症危険因子としても注目されている.

10. 睡眠時無呼吸症候群

閉塞性睡眠時無呼吸 (obstructive sleep apnea：OSA) は, 心血管死の独立した危険因子であり, 血管内皮機能が低下する[50〜53]. 30〜65 歳の一般住民を対象とした検討において, 重度 OSA では非 OSA に比較して, 有意に RH-PAT index が低値であった[54]. 特に女性においては, 無呼吸の程度に応じて RH-PAT index が低下しており, その低下は閉経とは独立したものであった. OSA の小児を対象とした検討では, RH-PAT による血管内皮機能は OSA の重症度に応じて低下していた[55].

11. 運動・身体活動

身体活動量と血管内皮機能の関係については, 多くの報告がある. 筆者らは, 安定した複数の冠危険因子をもつ生活習慣病患者を対象とした検討において, その低下が心血管イベント増加に関与すると考えられている, 最大歩行速度と血管内皮機能の関係について検討した (苅谷ら：第 50 回日本循環器病予防学会発表). RH-PAT で測定した血管内皮機能と最大歩行速度の間には, $r=0.37$, $P<0.05$ と正の相関関係を認めた (図 6-4). また, 快適歩行速度と中強度身体活動量の間にも正の相関が得られた. さらに, RH-PAT index 中央値の 1.49 で 2 群に分けたところ, RH-PAT 低値群と RH-PAT 高値群の 2 群間の比較では, HbA1c, 快適歩行速度, 最大歩行速度に有意な差が認められた. これらのデータにより, 同等の身体活動量を示す患者群であっても, 歩行機能の優れた群においては, 血管内皮機能が良好に保たれている可能性が示唆された.

健常者を対象とした検討では, 10 週間の身体トレーニングによって, FMD による血管内皮機能が改善した[56]. さらに, 冠動脈疾患患者を対象とする 4 週間の運動療法において, 冠動脈血管内皮機能が 54％改善し, 冠動脈血流予備能が 29％改善した[57]. 筆者らの施設においても, 4 週間の運動指導において身体活動量が増加した群では, 血管内皮機能

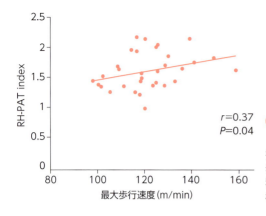

図 6-4 生活習慣病患者における血管内皮機能と歩行機能との関係

複数の冠危険因子をもつ生活習慣病患者 33 名を対象に，最大歩行速度，身体活動量，血管内皮機能の関係を検討した．同程度の身体活動量の患者において，最大歩行速度は血管内皮機能と正の相関を認めた．

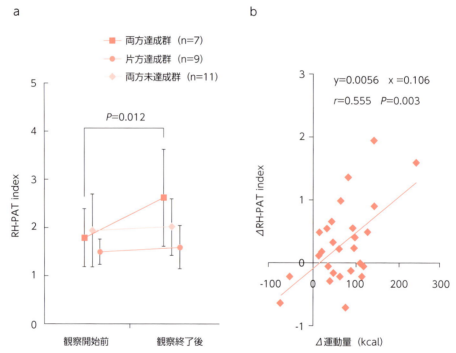

図 6-5 生活習慣病患者に対する運動指導による血管内皮機能改善効果

a．歩数，中強度の運動時間の目標値に対する達成度別の血管内皮機能の変化．観察期間終了後，ガイドラインで推奨されている歩数が 10,000 歩/日，中強度の運動時間が 30 分/日の目標値に対する達成度から，被験者を両方達成群，片方達成群，両方未達成群の 3 群に分類した．両方達成群のみ，観察期間前後で血管内皮機能の指標である RH-PAT index は有意に改善し，交互作用を認めた．
b．血管内皮機能の変化量と運動量の変化量の相関関係．観察期間前後の血管内皮機能の変化量（ΔRH-PAT index）は，Δ運動量と有意な正の相関関係を認めた．

が 19％改善した（図 6-5）．また，血管内皮機能改善効果は，運動量の変化量と相関関係を示した（若梅ら：日循予防誌第 47 巻第 1 号 p.13-23，2012）．

運動が血管内皮機能に与える急性効果については，運動の種類や状況によって異なる報告がある．組織の虚血を誘発する運動については，急性効果としての血管内皮機能は低下

する．間欠性跛行のある患者に最大歩行をさせると，歩行後のFMDは劇的に低下するが，ビタミンCを投与した群では，その低下が抑制される[58]．血管内皮機能はむしろ緩やかな運動によって改善した．急性心筋梗塞患者を対象に，急性期のPhase 1心臓リハビリテーションとして，15分のストレッチ体操を行うと，その前後において，RH-PAT indexは有意に増加した[59]．

12. 加齢と性別

血管内皮機能は年齢とともに低下し，閉経前の女性で高値である．若年健康女性を対象とした検討において，月経周期に伴う血中エストロゲン濃度の変動により，血管内皮機能が変化することも明らかになっている．

89名の胸痛患者を対象としたRH-PATの研究では，男性は女性に比してRH-PAT indexは低値であり，さらに閉経後の女性では，閉経前の女性よりも低値であった．一方，年齢，糖尿病の有無のみでは，RH-PAT indexに差は出なかった[60]．

勃起不全（erectile dysfunction：ED）は，心因性，器質性，薬剤性などの原因に分類されるが，高血圧や糖尿病などの生活習慣病や，喫煙，動脈硬化は，これらのうち器質性EDの危険因子とされている．器質性EDにおいては，血管内皮機能低下を認めることが明らかになっており[61]，ED治療薬によってEDのみならず，RH-PATによる血管内皮機能が改善する[62]．

13. 不整脈

慢性心房細動患者では，洞調律の対象群に比して，血管内皮機能が低下する[63,64]．さらに，心房細動を除細動して洞調律に復すると，24時間後と1ヵ月後に測定したFMDによる血管内皮機能検査は，どちらも有意に改善していた[65]．また，RH-PATを用いた研究では，発作性心房細動患者においても血管内皮機能は低下しており，発作性心房細動の合併そのものが，その他の併存疾患とは独立して血管内皮機能低下に寄与する因子である[66]．

Column　血管内皮機能のさらなる改善に迫る　NOAC

動脈硬化性疾患を持つ心房細動患者を対象とした筆者らの検討では，ビタミンK拮抗薬であるワルファリンによる抗凝固療法を施行している群に比し，新規経口抗凝固薬（NOAC）による抗凝固療法を施行している群では，有意に血管内皮機能が良好であった．一方，これらの患者において，その他の背景因子に差はなかった．心房細動患者に対する長期ワルファリン投与は冠動脈CTにおける石灰化スコアを上昇させることが報告されていることなどから，ワルファリンからNOACへの抗凝固療法の切り替えは，動脈硬化進展抑制に関与する可能性がある．

14. 動脈硬化性疾患

　動脈硬化を基盤とする虚血性心疾患や閉塞性動脈硬化症，脳血管疾患の患者では，血管内皮機能が低下している．狭心症には，動脈硬化による器質的冠動脈狭窄を有し，労作時に胸痛を自覚する労作性狭心症のほか，早朝・安静に胸痛発作が出現する冠攣縮性狭心症や，女性に多い微小血管狭心症がある．そのいずれについても血管内皮機能異常が関連すると考えられている．

1. 器質的冠動脈狭窄

　わが国の冠動脈疾患患者を対象とした検討では，FMDは冠動脈疾患の重症度に応じて低下している[67]（図6-6）．

　また，胸痛患者の冠動脈内膜中膜肥厚とFMDとは有意な負の相関を示し，冠動脈病変のスクリーニングとしてFMDが有用であることが示されている[68]．

　冠動脈疾患患者を対象に，アセチルコリン負荷による冠動脈径の変化，アセチルコリンに対する前腕の血流変化，反応性充血による上腕動脈FMD，の3種の血管内皮機能検査を行った検討では，冠動脈のアセチルコリンに対する反応は，アセチルコリンに対する前腕の血流変化とよく相関したという[69]．末梢血管（microvascular）の血管内皮機能と異なり，伝導血管である上腕動脈（macrovascular）における血管内皮機能は加齢の影響を大きく受けやすいことや，macrovascularよりもmicrovascularでの血管内皮機能が，インスリン抵抗性と強く相関することが知られており[70]，血管内皮機能測定の測定部位についても，それぞれの特性を生かす検討が必要と思われる．

　労作時胸痛を来たす器質的冠動脈狭窄に対しては，冠動脈形成術（percutaneous coronary intervention：PCI）が，治療選択肢の1つとなる．PCIでのバルーンによる狭窄部拡張や

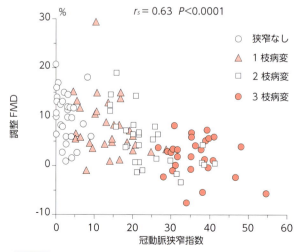

図6-6 血管内皮機能と冠動脈病変の重症度との関係
FMDは冠動脈の病変数とよく相関する．
（Kaku B, et al.：Jpn Circ J, 62（6）：425-430, 1998 より改変）

ステント留置による，治療局所の冠動脈内皮の損傷は，血管内皮機能低下を招く[71]．ステント内再狭窄目的に繁用される薬剤溶出性ステント（DES）を留置した患者においては，ステント内の血管再内皮化が遅延し，ステントの骨組みとなるストラットが血管内に露出した状態が長期化する[72]．DES であっても，従来のベアメタルステント（BMS）と同様に，ステント留置後には，炎症性サイトカインの産生が亢進し，NO の放出が低下するとともに，血管内皮機能が低下している[73]．PCI 後には，末梢流血中の NO 活性が低下し，血中エンドセリンが増加することから[74,75]，PCI 後の再狭窄や動脈硬化促進への関与が示唆されている．

2. 冠攣縮性狭心症

冠攣縮性狭心症では FMD が低値である[76]．冠動脈の血管平滑筋にアドレナリンなどが作用すると，細胞内のミトコンドリアや小胞体に貯蔵された Ca^{2+} が細胞質内に放出され，また，細胞膜の Ca^{2+} チャネルから細胞外の Ca^{2+} が細胞質内に急速流入し，カルモジュリン依存性のミオシン軽鎖がリン酸化され，アクチンフィラメントとミオシンフィラメントが相互作用し，収縮する．RhoA/Rho キナーゼ系は，ミオシン軽鎖ホスファターゼの活性を抑制し，ミオシン軽鎖のリン酸化を亢進させ，その分解を抑制し Ca^{2+} 感受性を亢進させて，細胞内 Ca^{2+} 増加による平滑筋収縮を促進させる．NO は cGMP を介して，RhoA/Rho キナーゼ系を抑制し，Ca^{2+} 感受性を抑制することで，細胞内 Ca^{2+} 増加による平滑筋収縮を抑制する．血管内皮機能異常により NO 産生が低下することで，亢進した Ca^{2+} 感受性を抑制する作用や，冠攣縮を抑制する作用が低下し，冠攣縮性狭心症の発作を抑制することができない状態となる．

治療薬としては，カルシウム拮抗薬や，体内で NO に変換されるニトログリセリンが有効であり，β遮断薬は冠攣縮発作を誘発する可能性があるため，その使用には注意を要する．

3. 微小血管狭心症

40〜60 歳代の女性に多いとされる心臓の微小血管障害由来の胸痛については，血管内皮機能検査がその鑑別に有用である[77,78]．わが国からの菅又らの報告によれば，923 名の冠動脈疾患患者を対象とした 8.5 年以上の前向き観察研究において，FMD と brachial-ankle pulse wave velocity（baPWV）は冠動脈イベント発症の予知因子として有用であった[79]．さらに古典的な冠危険因子に FMD と baPWV を加えると，より感度の高い予後予測指標となったとしている．微小血管狭心症の原因として，血管拡張作用を持つエストロゲンが更年期になって減少するために，心臓微小血管が収縮すると考えられている．アジア人種に頻度が高く，寒冷刺激や，寝不足・過労などのストレスが誘因となり，カルシウム拮抗薬が有効である．

4. 末梢動脈疾患

慢性的な末梢動脈疾患（peripheral arterial disease：PAD）には，全身性動脈硬化症の一部分症である閉塞性動脈硬化症（arteriosclerosis obliterans：ASO）と，50 歳以下の喫煙歴のある男性に好発する閉塞性血栓性血管炎（thromboangiitis obliterans：TAO）とが

ある．以前は，わが国においては Buerger 病などの TAO が特徴的に多いとされていたが，現在は，諸外国と同様に PAD の圧倒的大多数は ASO が占めている．PAD 患者においては，ASO と TAO ともに，FMD での血管内皮機能低下が知られている[80]．

15. 静脈血栓塞栓症

深部静脈血栓症（deep vein thrombosis：DVT）と急性肺血栓塞栓症（acute pulmonary thromboembolism：APTE）とをあわせて，静脈血栓塞栓症（venous thromboembolism：VTE）と呼ぶ．APTE は主に下肢静脈で形成された血栓が遊離し，肺動脈を閉塞するもので，呼吸困難やショックを来たし，時に致死的となる．DVT は膝上の深部静脈に生じる中枢型と，膝下に生じる末梢型とに分類され，解剖学的な理由で左側に起こりやすい．中枢型 DVT は血栓量が多く，局所の腫脹・疼痛・色調変化などを認めるが，多くの末梢型 DVT は無症候性である[81]．

Virchow の 3 徴は，血流停滞，血液凝固能亢進，血管内皮傷害からなり，VTE の危険因子として知られている（表 6-1）．血管内皮傷害はもちろんのこと，血流停滞は shear stress 低下により血管内皮機能を低下させ，血管内皮機能低下による PGI_2 産生低下は，血小板凝集と血液凝固を促進する．すなわち，Virchow の 3 徴は血管内皮機能低下の原因であり，結果でもあるといえよう（図 6-7）．そのような見地から，血管内皮機能検査は，DVT 発症のリスク層別化や予後予測に有用であると考えられている[82]．

表 6-1 静脈血栓塞栓症の危険因子

血流停滞	血液凝固能亢進		血管内皮傷害
長期臥床，肥満，妊娠，うっ血性心不全・肺性心，全身麻酔・手術，下肢麻痺，下肢ギプス包帯固定，下肢静脈瘤	脱水，悪性腫瘍，妊娠，手術，外傷・骨折，熱傷，経口避妊薬，感染症，ネフローゼ症候群，炎症性腸疾患，多血症・骨髄増殖性疾患，抗リン脂質抗体症候群	アンチトロンビン欠乏症，プロテイン C 欠乏症，プロテイン S 欠乏症，プラスミノゲン異常症，異常フィブリノゲン血症	手術，外傷・骨折，中心静脈カテーテル留置，カテーテル検査・治療，血管炎，抗リン脂質抗体症候群，高ホモシステイン血症

Column 血管内皮機能のさらなる改善に迫る　和温療法

15 分間程度の入浴は，NO 産生を増加させ，毛細血管の血管新生を促進する．和温療法（温熱療法）は，体温上昇により増加した心拍出量によって末梢血管のずり応力が血管内皮での NO 産生を促し，血管内皮機能を改善する．週 5 回，3 週間の和温療法継続は，慢性心不全患者の運動耐容能を改善し，FMD による血管内皮機能を改善するとともに，末梢流血中の血管内皮前駆細胞数を増加させた．また，動脈硬化モデルマウス（apoE ノックアウトマウス）を用いた下肢虚血モデルにおいて，5 週間の和温療法は Hsp90（ヒートショックプロテイン 90）を誘導し，Akt/eNOS/NO 経路を活性化させることで，血管新生を促進し，下肢虚血を改善した．これらのメカニズムは，和温療法によるさまざまな疾患での血管内皮機能改善を示唆する．

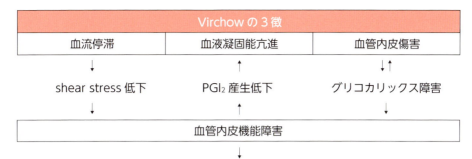

図 6-7　Virchow の 3 徴と血管内皮機能障害の関係

16．心不全

　心不全では血管内皮機能が低下する．古くは 1991 年に 14 名の患者を対象としたプレチスモグラフィによる観血的血管内皮機能検査において，心不全患者における血管内皮依存性血管内皮機能の低下が報告されている[83]．心不全患者の血管内皮機能異常は，NO の生理活性低下によるものと考えられている[84]．さらに心不全患者においては，ecSOD 活性が減少するとともに，キサンチンオキシダーゼが増加し，酸化ストレス亢進状態を惹起することによって，血管内皮機能異常を呈することが明らかになっている[85]．

　従来は，症候性心不全のみが「心不全の治療対象」として扱われていたが，慢性心不全患者の増加から，より予防的な治療の必要性が認識されるようになった（図 6-8）．現在は，無症候性心不全やその予備軍も含めた，慢性心不全のステージに応じた心不全発症・進展予防が循環器疾病管理の目標となっており，血管内皮機能を活用したきめ細やかな心不全管理が期待されている．NYHA 心機能分類Ⅱ-Ⅲの心不全患者 149 名を対象とした前向き研究において，FMD での血管内皮機能低値群では，841 日の観察期間中，心不全死が有意に多かった[86]．また，左室駆出率の保たれた慢性心不全患者を対象としたわが国の検討では，RH-PAT による血管内皮機能は，左室拡張能の評価指標の 1 つである E/e'[*2] と血中 BNP 濃度とともに，心血管イベント発症の独立した予後予測指標であった[87]．

17．肺高血圧

　肺高血圧患者においては，肺血管のみならず，全身性の血管内皮機能異常を認める[88]．特発性肺動脈性肺高血圧（idiopathic pulmonary arterial hypertension：IPAH）は進行性肺

[*2] 心エコー検査で測定する左室拡張機能障害の指標．僧帽弁口血流速波形の拡張早期波高（E）と僧帽弁輪運動速波形の拡張早期波（e'）の比であり，左室充満圧とよく相関する．

Stage A	Stage B	Stage C	Stage D
高リスク患者	無症候患者	有症状患者	難治性患者
例： 高血圧 冠動脈硬化症 糖尿病 心毒性薬物の既往 アルコール依存症 リウマチ熱の既往 心筋症の家族歴 肥満	例： 左室肥大 左室線維化 左室拡張 左室壁運動低下 弁膜症 心筋梗塞の既往	例： 左室壁運動低下に基づく呼吸困難 易疲労感 代償期に入っている患者	例： 入退院を繰り返す患者 退院できない患者 心臓移植待機患者 強心剤点滴患者 LVAD患者 ホスピス患者

図 6-8 慢性心不全のステージ分類（ACC/AHA）

高リスク患者が全体の 60.6％を占め，無症候性の Stage B は 32.9％，Stage C は 6.3％，Stage D が 0.2％である．従来は症候性心不全である Stage C と D のみを治療対象としていたが，心不全のステージ全体の中ではごく一部に過ぎない．より早期からの予防医学的介入が必要である．

血管リモデリングにより肺血流障害と右心不全を来たす重篤な疾患であり，わが国では公費対象の難病の 1 つである．重度の IPAH において，プロスタサイクリンの安定的な類似化合物であるイポプロスト吸入による反応性血管拡張を用いた FMD 測定を行ったところ，有意に低値であった[89]．成人の IPAH では，血管内皮機能に影響を及ぼす併存症による影響も考慮しなければならないが，小児の IPAH においても，FMD が有意に低値であることが報告されている[90]（図 6-9）．

18. 血行動態

冠動脈疾患患者において，体外式カウンターパルセーション[*3]（external counter-pulsation：ECP）という，血行動態を改善する補助循環治療によって，RH-PAT index が増加する[91]．低酸素により RH-PAT index が低下することから，循環不全の改善により血管内皮機能が改善するものと考えられる．

複雑心奇形に対する機能的修復術として幼少期に Fontan 手術[*4] を受けた成人を対象とした検討では，有意に RH-PAT index が低下していることが報告されており，全身血管抵

[*3] 下半身に巻いたカフを分節的に拡張期に膨張させて拡張気圧を上昇させ，収縮期直前にカフを一気にしぼませることで収縮期圧を減少させる，大動脈内バルーンパンピング（intra-aortic balloon pumping：IABP）と類似する作用を持つ非侵襲的循環補助装置．
[*4] フォンタン手術．体循環からの静脈血を肺動脈に直結させる機能的根治手術．単心室症などの先天性心疾患患者に行う．

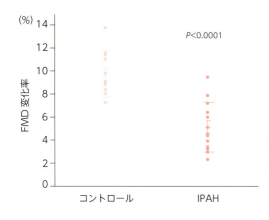

図6-9 特発性肺動脈性肺高血圧症と血管内皮機能

小児の特発性肺動脈性肺高血圧症（IPAH）においても，FMDによる血管内皮機能が低下している．

(Friedman D, et al.：J Heart Lung Transplant, 31（6）：642-647, 2012 より改変)

抗の増加との関連が示唆されている[92]．Fontan術後の患者においては，無症候性で心不全徴候のない患者であっても，最大酸素摂取量と最大仕事能が低下しているが，そのいずれもがRH-PAT indexと相関することが明らかになっている[93]．

一方で，大動脈二尖弁（bicuspid aortic valve：BAV）の患者において，年齢とは関係なく，FMDによる血管内皮機能が低下している[94]．弁の変成や上行大動脈径拡大など，BAVの進行については，血中ADMA濃度やmyeloperoxidase（MPO）濃度などの炎症マーカーの上昇と血管内皮機能低下が独立した因子として抽出されており，大動脈弁の構造そのものよりも，病態悪化に寄与している可能性が高いと考えられている．

19. うつ病

一次予防と二次予防のどちらにおいても，うつ病は心血管病発症のリスク因子である[95〜97]．その原因としては，治療へのアドヒアランスが低いことや，うつ病患者の生活習慣が非うつ病患者と異なることが指摘されている[98]．特にうつ病の患者において，肥満者や喫煙者の割合が高いことが知られている[99,100]．さらに，うつ病に関連して，血中CRPやIL-6が高値となり[101,102]，血小板凝集能亢進が生じ[103]，自律神経機能異常[104]，全身性の免疫過活性による炎症惹起[105]などに加え，血管内皮機能異常が高率にみられる[106]．炎症マーカーが高値のうつ病患者においては，冠動脈疾患の有無に関わらず，血管内皮機能異常を認める[106,107]．415名のうつ病患者を対象としたイタリアの臨床研究においては，交感神経機能異常とともに，%FMDの低下が著しかった[108]．

20. ビタミン・ミネラル

ビタミンやミネラル摂取による血管内皮機能改善効果が期待されている．小〜中規模の報告は数多くあるが，その有効性については完全には明らかになっておらず，大規模臨床研究におけるエビデンスはほとんどない．

1. ビタミンC, ビタミンE

抗酸化作用を持つビタミンCとEは，血管内皮機能を改善するとの報告が複数ある[109～112]．これらの抗酸化ビタミンの投与は，血管局所のNO生理活性を向上させることで，抗動脈硬化作用を発揮すると期待されている．健常者を対象とした検討において，経口血糖負荷によるFMD低下が，両ビタミンの摂取によって抑制される[17]．また家族性高脂血症の小児に食事療法に加え，6週間のビタミンCとビタミンEを投与したところ，FMDは有意に改善した[113]．抗酸化ビタミンは，従来から培養細胞や動物モデルを用いた実験，あるいは小規模な臨床研究においては，さまざまな効果を認める報告が多数あるものの，残念ながら大規模臨床研究におけるエビデンスはほとんどない．

2. 葉酸

ビタミンB群の1つである葉酸[*5]の投与により，血管内皮機能が改善するとの報告がある[114]．冠動脈疾患患者を対象とした検討において，プラセボ群に比し，葉酸単独投与群ではFMDが有意に改善したが，葉酸・ビタミンC・ビタミンEの3種同時投与群では，FMDの改善は認められなかった[114]．

3. ビタミンD

554名の健常者を対象とした検討において，血中ビタミンD不足はFMDとRH-PATによる血管内皮機能とよく関連し，PWV値と負の相関を認めた[115]．さらに半年後にビタミンD不足が解消した群では，有意にRH-PAT indexが上昇した．しかしながら，ビタミンD欠乏の冠動脈疾患患者を対象に，12週間，経口ビタミンD_2製剤を投与したところ，プラセボ群と比較してRH-PATによる血管内皮機能は改善しなかったとする報告[116]もあり，ビタミンD補充療法による血管内皮機能改善効果については不明である．

4. マグネシウム

血中マグネシウム高値は血管内皮傷害を軽減すると考えられている．安定狭心症患者を対象とした検討において，6ヵ月間の経口マグネシウム製剤投与はプラセボ投与に比し，FMDによる血管内皮機能を有意に改善させるとともに，運動耐容能を改善した[117]．283名のCKD患者を対象としたコホート研究では，血中マグネシウム値とeGFRはFMDと強い相関を認め，FMD低値群では，代償的に血中マグネシウム濃度が上昇すると考えられた[118]．一方，2.05 mg/dL以下のマグネシウム低値群では心血管病による死亡率が高かった[118]．透析患者を対象とした6ヵ月間のマグネシウム製剤投与では，頸動脈IMTが減少したものの，血中CRPの低下やFMDの改善は認められなかった[119]．

[*5] ほうれん草の葉から発見されたビタミンB群の一種．ビタミンMやビタミンB_9とも呼ばれる．ビタミンB_{12}とともに働き，細胞増殖に必要なDNA合成に関与にする水溶性ビタミン．受胎前後における十分量の葉酸摂取が，胎児の神経管閉鎖障害の発症リスクを大幅に減少させることが知られている．

21. 不飽和脂肪酸

　酸化LDLや糖化LDLなどの変性LDLや，飽和脂肪酸，トランス型不飽和脂肪酸（トランス脂肪酸）は血管内皮機能を低下させる．一方で，不飽和脂肪酸を多く含む食事は血管内皮機能を改善させると期待されている．

1. 地中海風料理

　オリーブオイル，パスタ，フルーツ，野菜，魚，ワインを主とする地中海風の食事が健康に良いとされている．オメガ3系脂肪酸のサーモン油と，融点が高く，酸化しにくいとされるオメガ9系オレイン酸を多く含むオリーブオイルやキャノーラ油（なたね油）は，いずれも健康に良いとされているが，これらを比較した検討がある．オリーブオイルを用いた食事では，キャノーラ油やサーモン油を用いた食事と比較すると，食後3時間のFMDは有意に低く，血中トリグリセライド値とFMD値は負の相関があった[120]．加熱による劣化コレステロールは血管内皮機能を低下させるため，地中海風料理は食材そのものの好影響に加え，加熱処理が少ない，あるいは加熱しても酸化されにくいオレイン酸を多く含む食事であるということが大事なのかもしれない．

2. 魚　油

　抗炎症作用があるとされるオメガ3脂肪酸は，青魚に含まれるドコサヘキサエン酸（DHA）やエイコサペンタエン酸（EPA），エゴマ油やナッツ類に含まれるαリノレン酸などの不飽和脂肪酸の総称である．糖尿病の家族歴のある患者を対象に，オメガ3不飽和脂肪酸を12週間投与したところ，FMDによる血管内皮機能は有意に改善し，それに伴って，血中トリグリセライド値と血中TNF-α濃度は有意に低下した[121]（図6-10）．16の研究を

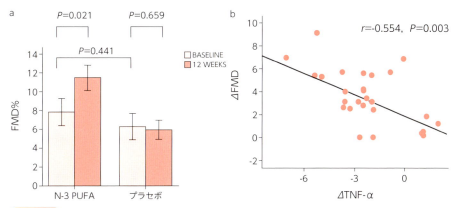

図6-10　オメガ3不飽和脂肪酸による抗炎症作用と血管内皮機能改善作用
糖尿病の家族歴のある患者を対象に，オメガ3不飽和脂肪酸（N-3 PUFA）を12週間投与した．
a．FMDによる血管内皮機能は有意に改善した．それに伴って，血中トリグリセライド値と血中TNF-α濃度は有意に低下した．
b．血中TNF-α濃度の低下は，FMD改善の程度とよく相関した．

（Rizza S, et al.：Atherosclerosis, 206（2）：569-574, 2009 より改変）

基にしたメタ解析においても，オメガ3不飽和脂肪酸は血管内皮機能を改善すると報告されている[122]．ところが，これまでの5つの臨床研究をまとめたメタ解析によれば，残念ながら，オメガ3不飽和脂肪酸投与が心血管イベントを抑制するというエビデンスは得られていない[123]．

参考文献

1) Clarkson P, et al.：Endothelium-dependent dilatation is impaired in young healthy subjects with a family history of premature coronary disease. Circulation, 96（10）：3378-3383, 1997.
2) Gaeta G, et al.：Arterial abnormalities in the offspring of patients with premature myocardial infarction. N Engl J Med, 343（12）：840-846, 2000.
3) Appel LJ, et al.：The importance of population-wide sodium reduction as a means to prevent cardiovascular disease and stroke：a call to action from the American Heart Association. Circulation, 123（10）：1138-1143, 2011.
4) Dickinson KM, et al.：Effects of a low-salt diet on flow-mediated dilatation in humans. Am J Clin Nutr, 89（2）：485-490, 2009.
5) Jablonski KL, et al.：Dietary sodium restriction reverses vascular endothelial dysfunction in middle-aged/older adults with moderately elevated systolic blood pressure. J Am Coll Cardiol, 61（3）：335-343, 2013.
6) Celermajer DS, et al.：Cigarette smoking is associated with dose-related and potentially reversible impairment of endothelium-dependent dilation in healthy young adults. Circulation, 88（5 Pt 1）：2149-2155, 1993.
7) Ambrose JA, et al.：The pathophysiology of cigarette smoking and cardiovascular disease：an update. J Am Coll Cardiol, 43（10）：1731-1737, 2004.
8) Mitchell GF, et al.：Local shear stress and brachial artery flow-mediated dilation：the Framingham Heart Study. Hypertension, 44（2）：134-139, 2004.
9) Hamburg NM, et al.：Cross-sectional relations of digital vascular function to cardiovascular risk factors in the Framingham Heart Study. Circulation, 117（19）：2467-2474, 2008.
10) Kato T, et al.：Short-term passive smoking causes endothelial dysfunction via oxidative stress in nonsmokers. Can J Physiol Pharmacol, 84（5）：523-529, 2006.
11) Linder L, et al.：Indirect evidence for release of endothelium-derived relaxing factor in human forearm circulation in vivo. Blunted response in essential hypertension. Circulation, 81（6）：1762-1767, 1990.
12) Park JB, et al.：Correlation of endothelial function in large and small arteries in human essential hypertension. J Hypertens, 19（3）：415-420, 2001.
13) Schiffrin EL, et al.：Correction of arterial structure and endothelial dysfunction in human essential hypertension by the angiotensin receptor antagonist losartan. Circulation, 101（14）：1653-1659, 2000.
14) Park JB, et al.：Small artery remodeling is the most prevalent（earliest?）form of target organ damage in mild essential hypertension. J Hypertens, 19（5）：921-930, 2001.
15) Muiesan ML, et al.：Effect of treatment on flow-dependent vasodilation of the brachial artery in essential hypertension. Hypertension, 33（1 Pt 2）：575-580, 1999.
16) Modena MG, et al.：Prognostic role of reversible endothelial dysfunction in hypertensive postmenopausal women. J Am Coll Cardiol, 40（3）：505-510, 2002.
17) Title LM, et al.：Oral glucose loading acutely attenuates endothelium-dependent vasodilation in healthy adults without diabetes：an effect prevented by vitamins C and E. J Am Coll Cardiol, 36（7）：2185-2191, 2000.
18) Williams SB, et al.：Acute hyperglycemia attenuates endothelium-dependent vasodilation in humans in vivo. Circulation, 97（17）：1695-1701, 1998.
19) da Silva CG, et al.：Mechanism of purinergic activation of endothelial nitric oxide synthase in endothelial cells. Circulation, 119（6）：871-879, 2009.
20) Beckman JA, et al.：Oral antioxidant therapy improves endothelial function in Type 1 but not Type 2 diabetes mellitus. Am J Physiol Heart Circ Physiol, 285（6）：H2392-2398, 2003.
21) Schofield I, et al.：Vascular structural and functional changes in type 2 diabetes mellitus：evidence for the roles of abnormal myogenic responsiveness and dyslipidemia. Circulation, 106（24）：3037-3043, 2002.
22) Tomiyama H, et al.：Influences of increased oxidative stress on endothelial function, platelets function, and fibrinolysis in hypertension associated with glucose intolerance. Hypertens Res, 26（4）：295-300, 2003.
23) Risso A, et al.：Intermittent high glucose enhances apoptosis in human umbilical vein endothelial cells in culture. Am J Physiol Endocrinol Metab, 281（5）：E924-930, 2001.
24) Esposito K, et al.：Inflammatory cytokine concentrations are acutely increased by hyperglycemia in humans：role of oxidative stress. Circulation, 106（16）：2067-2072, 2002.

25) Ceriello A, et al.：Glucagon-like peptide 1 reduces endothelial dysfunction, inflammation, and oxidative stress induced by both hyperglycemia and hypoglycemia in type 1 diabetes. Diabetes Care, 36（8）：2346-2350, 2013.

26) Kitano D, et al.：Miglitol improves postprandial endothelial dysfunction in patients with acute coronary syndrome and new-onset postprandial hyperglycemia. Cardiovasc Diabetol, 12：92, 2013.

27) Kitasato L, et al.：Postprandial hyperglycemia and endothelial function in type 2 diabetes：focus on mitiglinide. Cardiovasc Diabetol, 11：79, 2012.

28) Dupuis J, et al.：Cholesterol reduction rapidly improves endothelial function after acute coronary syndromes. The RECIFE（reduction of cholesterol in ischemia and function of the endothelium）trial. Circulation, 99（25）：3227-3233, 1999.

29) Masoura C, et al.：Arterial endothelial function and wall thickness in familial hypercholesterolemia and familial combined hyperlipidemia and the effect of statins. A systematic review and meta-analysis. Atherosclerosis, 214（1）：129-138, 2011.

30) Yamaoka-Tojo M, et al.：Ezetimibe and reactive oxygen species. Curr Vasc Pharmacol, 9（1）：109-120, 2011.

31) Yamaoka-Tojo M, et al.：Effects of ezetimibe add-on therapy for high-risk patients with dyslipidemia. Lipids Health Dis, 8：41, 2009.

32) Westerink J, et al.：High-dose statin monotherapy versus low-dose statin/ezetimibe combination on fasting and postprandial lipids and endothelial function in obese patients with the metabolic syndrome：The PANACEA study. Atherosclerosis, 227（1）：118-124, 2013.

33) Yu MA, et al.：Oxidative stress with an activation of the renin-angiotensin system in human vascular endothelial cells as a novel mechanism of uric acid-induced endothelial dysfunction. J Hypertens, 28（6）：1234-1242, 2010.

34) Tomiyama H, et al.：Relationships among hyperuricemia, metabolic syndrome, and endothelial function. Am J Hypertens, 24（7）：770-774, 2011.

35) Maruhashi T, et al.：Hyperuricemia is independently associated with endothelial dysfunction in postmenopausal women but not in premenopausal women. BMJ Open, 3（11）：e003659, 2013.

36) National Kidney Foundation：K/DOQI clinical practice guidelines for chronic kidney disease：evaluation, classification, and stratification. Am J Kidney Dis, 39（2 Suppl 1）：S1-266, 2002.

37) Thambyrajah J, et al.：Abnormalities of endothelial function in patients with predialysis renal failure. Heart, 83（2）：205-209, 2000.

38) Lilitkarntakul P, et al.：Blood pressure and not uraemia is the major determinant of arterial stiffness and endothelial dysfunction in patients with chronic kidney disease and minimal co-morbidity. Atherosclerosis, 216（1）：217-225, 2011.

39) Recio-Mayoral A, et al.：Endothelial dysfunction, inflammation and atherosclerosis in chronic kidney disease—a cross-sectional study of predialysis, dialysis and kidney-transplantation patients. Atherosclerosis, 216（2）：446-451, 2011.

40) Hirata Y, et al.：Endothelial function and cardiovascular events in chronic kidney disease. Int J Cardiol, 173（3）：481-486, 2014.

41) van Guldener C, et al.：Endothelium-dependent vasodilatation is impaired in peritoneal dialysis patients. Nephrol Dial Transplant, 13（7）：1782-1786, 1998.

42) Morimoto S, et al.：Prognostic significance of ankle-brachial index, brachial-ankle pulse wave velocity, flow-mediated dilation, and nitroglycerin-mediated dilation in end-stage renal disease. Am J Nephrol, 30（1）：55-63, 2009.

43) London GM, et al.：Forearm reactive hyperemia and mortality in end-stage renal disease. Kidney Int, 65（2）：700-704, 2004.

44) Hamburg NM, et al.：Metabolic syndrome, insulin resistance, and brachial artery vasodilator function in Framingham Offspring participants without clinical evidence of cardiovascular disease. Am J Cardiol, 101（1）：82-88, 2008.

45) Suzuki T, et al.：Metabolic syndrome, endothelial dysfunction, and risk of cardiovascular events：the Northern Manhattan Study（NOMAS）. Am Heart J, 156（2）：405-410, 2008.

46) Matsuzawa Y, et al.：Successful diet and exercise therapy as evaluated on self-assessment score significantly improves endothelial function in metabolic syndrome patients. Circ J, 77（11）：2807-2815, 2013.

47) Kurose S, et al.：Improvement in endothelial function by lifestyle modification focused on exercise training is associated with insulin resistance in obese patients. Obes Res Clin Pract, 8（1）：e106-114, 2014.

48) de Aguiar LG, et al.：Metformin improves endothelial vascular reactivity in first-degree relatives of type 2 diabetic patients with metabolic syndrome and normal glucose tolerance. Diabetes Care, 29（5）：1083-1089, 2006.

49) Kilicarslan A, et al.：Fenofibrate improves endothelial function and decreases thrombin-activatable fibrinolysis inhibitor concentration in metabolic syndrome. Blood Coagul Fibrinolysis, 19（4）：310-314, 2008.

50) Itzhaki S, et al.：Endothelial dysfunction in obstructive sleep apnea measured by peripheral arterial tone response in the finger to reactive hyperemia. Sleep, 28（5）：594-600, 2005.

51) Jelic S, et al.：Vascular inflammation in obesity and sleep apnea. Circulation, 121（8）：1014-1021, 2010.

52) Kohler M, et al.：Endothelial function and arterial stiffness in minimally symptomatic obstructive

sleep apnea. Am J Respir Crit Care Med, 178（9）：984-988, 2008.
53) Butt M, et al.：Myocardial perfusion by myocardial contrast echocardiography and endothelial dysfunction in obstructive sleep apnea. Hypertension, 58（3）：417-424, 2011.
54) Randby A, et al.：Sex-dependent impact of OSA on digital vascular function. Chest, 144（3）：915-922, 2013.
55) Kheirandish-Gozal L, et al.：Obstructive sleep apnea in children is associated with severity-dependent deterioration in overnight endothelial function. Sleep Med, 14（6）：526-531, 2013.
56) Clarkson P, et al.：Exercise training enhances endothelial function in young men. J Am Coll Cardiol, 33（5）：1379-1385, 1999.
57) Hambrecht R, et al.：Effect of exercise on coronary endothelial function in patients with coronary artery disease. N Engl J Med, 342（7）：454-460, 2000.
58) Silvestro A, et al.：Vitamin C prevents endothelial dysfunction induced by acute exercise in patients with intermittent claudication. Atherosclerosis, 165（2）：277-283, 2002.
59) Hotta K, et al.：Stretching exercises enhance vascular endothelial function and improve peripheral circulation in patients with acute myocardial infarction. Int Heart J, 54（2）：59-63, 2013.
60) Davies PF, et al.：Influence of hemodynamic forces on vascular endothelial function. In vitro studies of shear stress and pinocytosis in bovine aortic cells. J Clin Invest, 73（4）：1121-1129, 1984.
61) Kaiser DR, et al.：Impaired brachial artery endothelium-dependent and -independent vasodilation in men with erectile dysfunction and no other clinical cardiovascular disease. J Am Coll Cardiol, 43（2）：179-184, 2004.
62) Aversa A, et al.：A spontaneous, double-blind, double-dummy cross-over study on the effects of daily vardenafil on arterial stiffness in patients with vasculogenic erectile dysfunction. Int J Cardiol, 160（3）：187-191, 2012.
63) Minamino T, et al.：Plasma levels of nitrite/nitrate and platelet cGMP levels are decreased in patients with atrial fibrillation. Arterioscler Thromb Vasc Biol, 17（11）：3191-3195, 1997.
64) Takahashi N, et al.：Atrial fibrillation impairs endothelial function of forearm vessels in humans. J Card Fail, 7（1）：45-54, 2001.
65) Skalidis EI, et al.：Endothelial cell function during atrial fibrillation and after restoration of sinus rhythm. Am J Cardiol, 99（9）：1258-1262, 2007.
66) Matsue Y, et al.：Endothelial dysfunction in paroxysmal atrial fibrillation as a prothrombotic state. Comparison with permanent/persistent atrial fibrillation. J Atheroscler Thromb, 18（4）：298-304, 2011.
67) Kaku B, et al.：The correlation between coronary stenosis index and flow-mediated dilation of the brachial artery. Jpn Circ J, 62（6）：425-430, 1998.
68) Kawano H, et al.：The relationship between endothelial function in the brachial artery and intima plus media thickening of the coronary arteries in patients with chest pain syndrome. Atherosclerosis, 195（2）：361-366, 2007.
69) Monnink SH, et al.：Endothelial dysfunction in patients with coronary artery disease：a comparison of three frequently reported tests. J Investig Med, 50（1）：19-24, 2002.
70) Yoshida M, et al.：Relationship of insulin resistance to macro- and microvasculature reactivity in hypertension. Am J Hypertens, 23（5）：495-500, 2010.
71) Caramori PR, et al.：Long-term endothelial dysfunction after coronary artery stenting. J Am Coll Cardiol, 34（6）：1675-1679, 1999.
72) Gomes WJ, et al.：Inflammatory reaction after sirolimus-eluting stent implant. Ann Thorac Surg, 80（5）：1903-1904, 2005.
73) Sardella G, et al.：Early elevation of interleukin-1beta and interleukin-6 levels after bare or drug-eluting stent implantation in patients with stable angina. Thromb Res, 117（6）：659-664, 2006.
74) Janero DR, et al.：Nitric oxide and postangioplasty restenosis：pathological correlates and therapeutic potential. Free Radic Biol Med, 29（12）：1199-1221, 2000.
75) Hojo Y, et al.：Release of endothelin 1 and angiotensin Ⅱ induced by percutaneous transluminal coronary angioplasty. Catheter Cardiovasc Interv, 51（1）：42-49, 2000.
76) Teragawa H, et al.：Endothelial dysfunction is an independent factor responsible for vasospastic angina. Clin Sci（Lond）, 101（6）：707-713, 2001.
77) Matsuzawa Y, et al.：Digital assessment of endothelial function and ischemic heart disease in women. J Am Coll Cardiol, 55（16）：1688-1696, 2010.
78) Ohba K, et al.：Microvascular coronary artery spasm presents distinctive clinical features with endothelial dysfunction as nonobstructive coronary artery disease. J Am Heart Assoc, 1（5）：e002485, 2012.
79) Sugamata W, et al.：The combined assessment of flow-mediated dilation of the brachial artery and brachial-ankle pulse wave velocity improves the prediction of future coronary events in patients with chronic coronary artery disease. J Cardiol, 64（3）：179-184, 2014.
80) Idei N, et al.：Vascular function and circulating progenitor cells in thromboangitis obliterans（Buerger's disease）and atherosclerosis obliterans. Hypertension, 57（1）：70-78, 2011.
81) 日本循環器学会（安藤太三班長）：肺血栓塞栓症および深部静脈血栓症の診断，治療，予防に関するガイドライン．2009年改訂版，2009.

82) Suzuki H, et al.：Utility of noninvasive endothelial function test for prediction of deep vein thrombosis after total hip or knee arthroplasty. Circ J, 78（7）：1723-1732, 2014.

83) Kubo SH, et al.：Endothelium-dependent vasodilation is attenuated in patients with heart failure. Circulation, 84（4）：1589-1596, 1991.

84) Hornig B, Maier V, and Drexler H：Physical training improves endothelial function in patients with chronic heart failure. Circulation, 93（2）：210-214, 1996.

85) Landmesser U, et al.：Vascular oxidative stress and endothelial dysfunction in patients with chronic heart failure：role of xanthine-oxidase and extracellular superoxide dismutase. Circulation, 106（24）：3073-3078, 2002.

86) Katz SD, et al.：Vascular endothelial dysfunction and mortality risk in patients with chronic heart failure. Circulation, 111（3）：310-314, 2005.

87) Akiyama E, et al.：Incremental prognostic significance of peripheral endothelial dysfunction in patients with heart failure with normal left ventricular ejection fraction. J Am Coll Cardiol, 60（18）：1778-1786, 2012.

88) Gabrielli LA, et al.：Systemic oxidative stress and endothelial dysfunction is associated with an attenuated acute vascular response to inhaled prostanoid in pulmonary artery hypertension patients. J Card Fail, 17（12）：1012-1017, 2011.

89) Wolff B, et al.：Impaired peripheral endothelial function in severe idiopathic pulmonary hypertension correlates with the pulmonary vascular response to inhaled iloprost. Am Heart J, 153（6）：1088 e1-7, 2007.

90) Friedman D, et al.：Systemic endothelial dysfunction in children with idiopathic pulmonary arterial hypertension correlates with disease severity. J Heart Lung Transplant, 31（6）：642-647, 2012.

91) Bonetti PO, et al.：Enhanced external counterpulsation improves endothelial function in patients with symptomatic coronary artery disease. J Am Coll Cardiol, 41（10）：1761-1768, 2003.

92) Lambert E, et al.：Sympathetic and vascular dysfunction in adult patients with Fontan circulation. Int J Cardiol, 167（4）：1333-1338, 2013.

93) Goldstein BH, et al.：Usefulness of peripheral vascular function to predict functional health status in patients with Fontan circulation. Am J Cardiol, 108（3）：428-434, 2011.

94) Ali OA, et al.：Interactions between inflammatory activation and endothelial dysfunction selectively modulate valve disease progression in patients with bicuspid aortic valve. Heart, 100(10)：800-805, 2014.

95) Wulsin LR, et al.：Do depressive symptoms increase the risk for the onset of coronary disease？ A systematic quantitative review. Psychosom Med, 65（2）：201-210, 2003.

96) Nicholson A, et al.：Depression as an aetiologic and prognostic factor in coronary heart disease：a meta-analysis of 6362 events among 146 538 participants in 54 observational studies. Eur Heart J, 27（23）：2763-2774, 2006.

97) van Melle JP, et al.：Prognostic association of depression following myocardial infarction with mortality and cardiovascular events：a meta-analysis. Psychosom Med, 66（6）：814-822, 2004.

98) Wing RR, et al.：The role of adherence in mediating the relationship between depression and health outcomes. J Psychosom Res, 53（4）：877-881, 2002.

99) Friedman MA, et al.：Psychological correlates of obesity：moving to the next research generation. Psychol Bull, 117（1）：3-20, 1995.

100) Ahlsten G, et al.：Prostacyclin-like activity in umbilical arteries is dose-dependently reduced by maternal smoking and related to nicotine levels. Biol Neonate, 58（5）：271-278, 1990.

101) Ladwig KH, et al.：C-reactive protein, depressed mood, and the prediction of coronary heart disease in initially healthy men：results from the MONICA-KORA Augsburg Cohort Study 1984-1998. Eur Heart J, 26（23）：2537-2542, 2005.

102) Empana JP, et al.：Contributions of depressive mood and circulating inflammatory markers to coronary heart disease in healthy European men：the Prospective Epidemiological Study of Myocardial Infarction（PRIME）. Circulation, 111（18）：2299-2305, 2005.

103) Bruce EC, et al.：Depression, alterations in platelet function, and ischemic heart disease. Psychosom Med, 67 Suppl 1：S34-36, 2005.

104) Veith RC, et al.：Sympathetic nervous system activity in major depression. Basal and desipramine-induced alterations in plasma norepinephrine kinetics. Arch Gen Psychiatry, 51（5）：411-422, 1994.

105) Ford DE, et al.：Depression and C-reactive protein in US adults：data from the Third National Health and Nutrition Examination Survey. Arch Intern Med, 164（9）：1010-1014, 2004.

106) Rajagopalan S, et al.：Abnormal brachial artery flow-mediated vasodilation in young adults with major depression. Am J Cardiol, 88（2）：196-198, A7, 2001.

107) Sherwood A, et al.：Impaired endothelial function in coronary heart disease patients with depressive symptomatology. J Am Coll Cardiol, 46（4）：656-659, 2005.

108) Pizzi C, et al.：Analysis of potential predictors of depression among coronary heart disease risk factors including heart rate variability, markers of inflammation, and endothelial function. Eur Heart J, 29（9）：1110-1117, 2008.

109) Ting HH, et al.：Vitamin C improves endothelium-dependent vasodilation in forearm resistance vessels of humans with hypercholesterolemia. Circulation, 95（12）：2617-2622, 1997.

110) Levine GN, et al.：Ascorbic acid reverses endothelial vasomotor dysfunction in patients with coronary artery disease. Circulation, 93（6）：1107-1113, 1996.

111) Anderson TJ, et al.：The effect of cholesterol-lowering and antioxidant therapy on endothelium-dependent coronary vasomotion. N Engl J Med, 332（8）：488-493, 1995.

112) Neunteufl T, et al.：Additional benefit of vitamin E supplementation to simvastatin therapy on vasoreactivity of the brachial artery of hypercholesterolemic men. J Am Coll Cardiol, 32(3)：711-716, 1998.

113) Engler MM, et al.：Antioxidant vitamins C and E improve endothelial function in children with hyperlipidemia：Endothelial Assessment of Risk from Lipids in Youth（EARLY）Trial. Circulation, 108（9）：1059-1063, 2003.

114) Title LM, et al.：Effect of folic acid and antioxidant vitamins on endothelial dysfunction inpatients with coronary artery disease. J Am Coll Cardiol, 36（3）：758-765, 2000.

115) Al Mheid I, et al.：Vitamin D status is associated with arterial stiffness and vascular dysfunction in healthy humans. J Am Coll Cardiol, 58（2）：186-192, 2011.

116) Sokol SI, et al.：The effects of vitamin D repletion on endothelial function and inflammation in patients with coronary artery disease. Vasc Med, 17（6）：394-404, 2012.

117) Shechter M, et al.：Oral magnesium therapy improves endothelial function in patients with coronary artery disease. Circulation, 102（19）：2353-2358, 2000.

118) Kanbay M, et al.：Relationship between serum magnesium levels and cardiovascular events in chronic kidney disease patients. Am J Nephrol, 36（3）：228-237, 2012.

119) Mortazavi M, et al.：Effect of magnesium supplementation on carotid intima-media thickness and flow-mediated dilatation among hemodialysis patients：a double-blind, randomized, placebo-controlled trial. Eur Neurol, 69（5）：309-316, 2013.

120) Vogel RA, et al.：The postprandial effect of components of the Mediterranean diet on endothelial function. J Am Coll Cardiol, 36（5）：1455-1460, 2000.

121) Rizza S, et al.：Fish oil supplementation improves endothelial function in normoglycemic offspring of patients with type 2 diabetes. Atherosclerosis, 206（2）：569-574, 2009.

122) Wang Q, et al.：Effect of omega-3 fatty acids supplementation on endothelial function：a meta-analysis of randomized controlled trials. Atherosclerosis, 221（2）：536-543, 2012.

123) Enns JE, et al.：The impact of omega-3 polyunsaturated fatty acid supplementation on the incidence of cardiovascular events and complications in peripheral arterial disease：a systematic review and meta-analysis. BMC Cardiovasc Disord, 14（1）：70, 2014.

Column　血管内皮機能のさらなる改善に迫る　Coffee

コーヒーポリフェノールの抗動脈硬化作用が期待されているが，75g糖負荷の際にコーヒーポリフェノールを摂取すると，RH-PATによる血管内皮機能改善を認める．一方で，カフェイン抜きのコーヒーに比べ，カフェイン入りのコーヒーを摂取した場合の急性効果としては，FMDによる血管内皮機能は低下する．ところが，カフェイン抜きのエスプレッソコーヒーでは，用量依存的にFMDが改善することも報告されている．長期的に摂取する場合においては，血圧上昇や交感神経緊張作用を来たすカフェインの過剰摂取を避け，コーヒーポリフェノールの豊富なコーヒーを摂取することが望ましいようである．

第7章

臨床現場での血管内皮機能活用の実際

　大規模臨床試験では，ある一定の傾向をもつ患者群を1つの集団とするため，よりシンプルな結果に結びつく可能性が高く，各群での全体的な特徴を明らかにすることが可能である．何らかの介入に対する治療効果の傾向や，その平均的な予後を論じたりするのであるが，実際の臨床現場においては，そのエビデンスが適応できる症例ばかりではない．なぜならば，目の前の患者は，必ずしも大規模臨床試験にエントリーできるような典型的な症例ではなかったり，臨床試験の除外基準に該当するような多疾患有病者だったりすることも珍しくないからである．

　是正すべき冠危険因子を複数保有し，生活習慣改善や薬物治療，運動療法などによって改善しようと試みる際には，その成果を統合的に評価できる血管内皮機能検査が有用である．筆者らの施設では，メタボリックシンドローム患者を対象とした肥満外来や，慢性期の心臓リハビリテーションの評価，循環器疾病管理を継続するうえでの評価指標としてRH-PATを用いている．RH-PAT indexのカットオフ値としては，拡張不全性心不全患者ではRH-PAT index 0.49未満[1]あるいはLog-RH-PAT index 0.54未満[2]の群において，心血管イベントが増加することなどが報告されている．しかしながら，循環器疾病管理目標値としてのRH-PAT index値については，これまでのところ明らかになっていない．筆者らの施設では，平均年齢66歳の血圧コントロール良好な男性14名のRH-PAT indexが1.87であったのに対し，同年代の動脈硬化ハイリスク群では1.36であった（図7-1）．これらのハイリスク患者については，生活習慣の是正や薬物療法の強化にてRH-PAT index 1.5〜1.8以上に改善することから，RH-PAT index 1.5を1つの目標値とし，循環器疾病管理の目安としている．

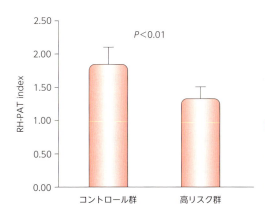

図7-1 動脈硬化性疾患の高リスク群におけるRH-PAT index

高リスク群17名と同年代の高血圧のみのコントロール群14名（平均年齢66歳）において，RH-PATを用いて測定した反応性充血によるRH-PAT indexを比較したところ，平均1.87 vs. 1.36であった．

1. 肥満患者への減量指導

　筆者らは，包括的心臓リハビリテーションの評価指標の1つとして，簡便に施行可能なRH-PATによる血管内皮機能を測定し，「がんばりの見える化」を動機継続につなげ，患者指導に役立てている（Case 1）．また，脂質異常症や糖尿病における薬物治療選択においては，血管内皮機能検査によって，最も効果的な組み合わせを選ぶことが可能となり，患者それぞれに最適な「テーラーメード動脈硬化進展予防策」を講ずることができると考えている．

Case 1　減量指導への活用

52歳 女性，主婦，BW 105 kg，BMI 43 kg/m^2．
高血圧，脂質異常症，糖尿病にて外来加療中．半年前より食事指導・運動指導を行うも，運動は続かず，間食が減らせず，なかなか体重は減らなかった．RH-PAT index 1.2と低値であったため，減量の効果判定指標の1つとして血管内皮機能測定を行った．

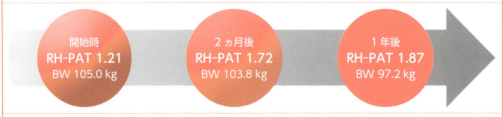

開始時 RH-PAT 1.21 BW 105.0 kg　／　2ヵ月後 RH-PAT 1.72 BW 103.8 kg　／　1年後 RH-PAT 1.87 BW 97.2 kg

2ヵ月間，間食を減らしたところ，体重減少は1.2 kgのみであったが，RH-PAT indexは目標値の1.5を上回る改善を示した．定期的にRH-PAT indexを測定することで，本人の減量に対する意識が高まり，ウォーキングの継続も可能となった．1年後には，さらに6.6 kgの減量に成功した．

2. 動脈硬化進展予防のための循環器疾病管理

　冠動脈疾患，2型糖尿病，高血圧，肥満，慢性腎臓病，高コレステロール血症において，血管内皮機能は低下していることが報告されているため，これらの病態における血管内皮機能の改善は，疾病管理の効果判定指標として有用であると考えられる（Case 2〜5）．baPWV，CAVI，ABI，頸動脈エコー，冠動脈CTなど，その他の動脈硬化進展指標の組み合わせた時系列的な評価が，長期的な疾病管理に有効である（表7-1）．

表7-1 動脈硬化進展指標として用いられる検査の目安

検査項目	意義	長所	短所	検査間隔
血管内皮機能検査	血管の機能的異常をとらえる	早期診断や鋭敏な効果判定指標として用いる	食事などの変化を受けやすいため,測定条件の統一が必要	3ヵ月
脈波伝播速度検査(baPWV)		血管年齢検査として普及している	ASOなど器質的変化がある場合は測定不可	半年
心臓足首血管指数(CAVI)		血圧や血管反射の影響を受けない		
頸動脈エコー	血管の器質的・形態的変化をとらえる	プラークの性状が判定できる	再現性,測定に熟練を要する	1年
足関節上腕血圧比(ABI)		ASOの診断に用いる	軽〜中等度動脈硬化では正常値をとる	1年
冠動脈CT		石灰化スコアが算出可能	高度石灰化例では,微小な変化がとらえられない.被曝,造影剤使用	数年単位(症状のない低リスク患者への定期検査は勧められない)

Case 2　糖尿病治療状況の評価

48歳 男性,中学校教諭.

職場の健康診断で5年前から高血圧,糖尿病を指摘されるも放置.2ヵ月前より,肩こりがひどくなり,駅の階段で息切れを自覚するようになった.友人と焼肉の食べ放題に出かけて暴飲・暴食の2日後,野球の部活指導中に胸部圧迫感を自覚し,受診.来院時,自覚症状は軽減していたが,BP 186/110 mmHg,心電図では左室肥大を認めた.血液検査では,HbA1c 10.2%,LDL-C 196 mg/dLであり,BMI 28 kg/m^2.肥満に対する生活指導とともに,高血圧,糖尿病,脂質異常症の治療が開始された.3ヵ月後には生活指導・薬物治療により血圧コントロール良好となったが,血糖コントロールは改善せず,糖尿病に対する薬物治療を開始した.

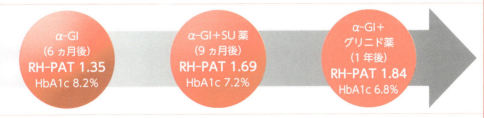

まず,α-GI薬と生活指導にて血糖コントロールを行った.治療開始から6ヵ月経過したが,RH-PAT indexが低値であったため,少量よりSU薬の追加を開始した.血糖コントロールとともにRH-PAT indexが改善したものの,ときおり低血糖が出現するようになったため,SU薬を中止し,グリニド薬に変更した.その後,低血糖症状なく経過し,1年後にはさらに血糖コントロール良好となり,RH-PAT indexが改善した.今後は血糖コントロールとRH-PATの測定値をみながら,薬剤の減量を検討していきたいと考えている.

Case 3　禁煙指導の動機付け

68歳 男性，飲食店経営．
3年前に前壁心筋梗塞にて冠動脈内ステント留置．左前下行枝と回旋枝に，それぞれ99％狭窄の末梢病変あり．禁煙に成功し，高血圧，糖尿病，脂質異常症については，生活指導・薬物治療にて，いずれも疾病管理状況は良好と思われた．1年後，定期心臓精密検査目的に来院した．

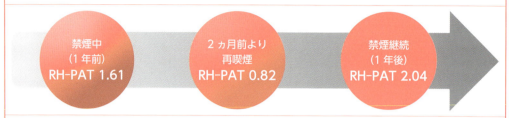

血管内皮機能を測定したところ，昨年よりも低値を示したため，詳細に問診を聴取したところ，2ヵ月前より喫煙を再開していたことが明らかとなった．再度，禁煙指導を行い，半年後に再検したところ，血管内皮機能はRH-PAT index 1.74まで改善していた．禁煙開始から1年たった現在も，禁煙は継続できており，RH-PAT indexも良好であった．

Case 4　脂質異常症の治療効果

70歳 女性，糖尿病と高血圧にて加療中．
1年前にLDL-C 210 mg/dLと高値のため，スタチンを開始しLDL-C 168 mg/dLまで低下するも，下肢痛が出現．CPK 512 IU/mLと上昇していたため，スタチンの副作用による横紋筋融解を疑い，薬剤は中止となっていた．以後，厳格な食事療法にてコレステロール摂取制限を行い，LDL 190 mg/dL前後で経過していた．RH-PAT index 1.36と低めであり，頸動脈エコーにて両側にプラークを認めたため，高LDLコレステロール血症に対し，エゼチミブを開始した．下肢痛やCPK上昇を認めなかったため，内服を継続し3ヵ月後エゼチミブの効果を評価した．

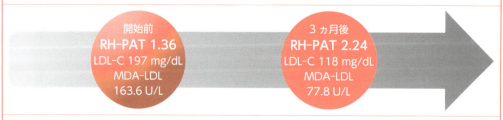

エゼチミブ内服にて，LDL-Cおよび酸化LDL指標の1つであるMDA-LDL[*1]が大きく低下し，RH-PAT indexの改善も認めた．厳しい脂質摂取制限にてコレステロール吸収亢進状態にあり，コレステロール吸収阻害薬が著効したと思われる．

[*1] マロンジアルデヒド修飾LDL．代表的な脂質過酸化産物であり，酸化ストレス指標としても用いられる．MDA-LDL値は冠動脈疾患既往歴のある糖尿病患者の予後予測マーカーとして有用とされている．基準値は46〜82 U/L（45歳未満の男性および55歳未満の女性），61〜105 U/L（45歳以上の男性および55歳以上の女性）．

Case 5　抗凝固療法の選択

68歳 女性，BMI 25 kg/m^2．
5年前より心房細動のため，ワルファリン 4.5～5.0 mg/日による抗凝固療法を開始し，以後，継続していた．高血圧と脂質異常症にて内服加療中であったが，腰痛にて整形外科を受診し，骨粗鬆症と診断された．ビタミンK拮抗薬であるワルファリンと厳格なビタミンK摂取制限は骨粗鬆症の増悪因子であるため，ワルファリン投与を中止し，新規経口抗凝固薬（NOAC）に切り替えた．

ワルファリン治療
RH-PAT 1.20
ucOC 17.3 ng/mL

NOAC 治療
RH-PAT 2.19
ucOC 2.14 ng/mL

ワルファリン内服中は，主治医の指示通りにビタミンK摂取制限を遵守していたが，NOAC切り替えに伴い，納豆や緑黄色野菜などを自由に摂取するようになった．ビタミンK不足と骨代謝回転の指標となる骨形成マーカーである ucOC[*2] は，ワルファリン治療中には異常高値の低骨代謝回転状態であった．NOAC切り替え半年後には ucOC は著明に減少するとともに，RH-PAT index の改善を認めた．

[*2] 低カルボキシル化オステオカルシン．骨粗鬆症の骨代謝マーカーとして用いられ，正常値は 4.50 ng/mL 未満．ucOC の血中濃度が高値の場合には，各臓器におけるビタミンK不足の状態を反映すると考えられている．

3. 心臓リハビリテーションにおけるリスク層別化と効果判定指標

慢性期の心臓リハビリテーションにおいては，生活習慣の改善や運動指導の効果を実感しにくいため，「がんばりの見える化」が患者指導に効果的である（Case 6）．過体重の冠動脈疾患患者を対象とした心臓リハビリテーション患者において，身体活動量とFMDでの血管内皮機能は減量に伴って，有意に改善したと報告されている[3]．

Case 6　在宅運動指導の効果判定

76歳　男性，1ヵ月前に急性心筋梗塞を発症．
心臓リハビリテーション目的に当院に紹介された．退院時の心肺運動負荷検査においても特に問題なく，高血圧と脂質異常症の疾病管理状況は良好であった．問診では，「毎日1時間散歩をしており，十分に運動できていると思う」とのことであった．

開始前
RH-PAT 1.74
安静時脈拍数
67 bpm

4ヵ月後
RH-PAT 2.49
安静時脈拍数
58 bpm

さらに血管内皮機能を向上させるため，身体活動量計を用いて，中等度以上の身体活動量を増加させるように指導したところ，RH-PAT indexはさらに改善した．β遮断薬内服中であるにもかかわらず，運動時に過剰な血圧上昇を認めていたものの，心臓リハビリテーションにより緩和され，安静時の脈拍数も低下した．

4. 虚血性心疾患再発予防のための介入効果判定

　急性冠症候群の発症を契機に，好ましくない生活習慣を見直し，患者自身が循環器疾病管理の主役となれるような，セルフ・ケアを促進する指導を心がける．喫煙者に対しては禁煙指導を行い，肥満者であれば，減量に向けてより具体的な食事・運動指導を行い，体重記録を励行する．糖尿病，脂質異常症については，生活指導と平行してガイドラインに基づく薬物治療を行う（Case 7）．血圧コントロールの思わしくない患者に対しては，降圧薬の調節のみならず，禁煙・節酒，減塩，血圧測定，身体活動量増加など，継続的なセルフ・ケアを考慮した疾病管理についての指導を行う．患者自身の「がんばりどころ」についての適切な指導と，これから歩むべきロードマップを提示することで，患者自らが積極的に関わる循環器疾病管理の長期継続を可能にする．近年，専門性を生かした多職種スタッフによるサポート，すなわちチーム医療を生かした各専門領域からの介入指導が有効とされている．しかし，さまざまな手段をもってしても，禁煙指導，節酒指導，運動不足や過食による肥満患者に対する減量については，生活習慣の是正とその継続に難渋することが少なくない．

　筆者らの施設では，血管内皮機能検査を介入評価指標として用い，その結果を介入効果の「見える化」ツールの一つとして，治療の効果判定や患者指導に活用している．

Case 7　冠動脈疾患患者に対する脂質治療効果

69歳 男性，急性心筋梗塞を発症．
3年前より高血圧・糖尿病・脂質異常症にて外来通院していたが，4ヵ月前より治療を自己中断していた．救命救急センターに搬送され，左前下行枝近位部にステントを留置．抗血小板薬，マイルドスタチン，降圧薬，抗糖尿病薬が処方され，心臓リハビリテーションは順調に進んだ．入院中のLDL-C は 180 mg/dL と異常高値であり，退院前にマイルドスタチンからストロングスタチンに処方が変更された．

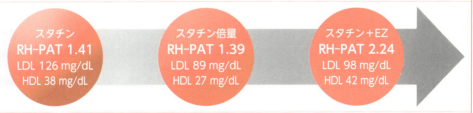

スタチン
RH-PAT 1.41
LDL 126 mg/dL
HDL 38 mg/dL

スタチン倍量
RH-PAT 1.39
LDL 89 mg/dL
HDL 27 mg/dL

スタチン＋EZ
RH-PAT 2.24
LDL 98 mg/dL
HDL 42 mg/dL

退院1ヵ月後の血液検査では，LDL-C が心筋梗塞二次予防に関するガイドラインの脂質管理目標値に到達していなかったため，外来にてストロングスタチンを増量した．その後の血液検査では，LDL-C 値は目標となる 100 mg/dL 以下になったものの，同時に HDL-C がさらに低下してしまった．このため，ストロングスタチンを半量に減量し，エゼチミブを追加した．半年後に測定したLDL-C と HDL-C は管理目標値を達成できており，また RH-PAT index も改善を認めていた．

5. 心不全における治療効果判定

血管内皮機能の低下は，心不全の予後を規定する因子となる．このため，心不全に対する疾病管理ツールの1つとして，血管内皮機能を測定することは有用である（Case 8）．

最適な薬物治療が施された75名の慢性心不全患者（EF 30％以下）を対象とした3年間の観察研究では，上腕動脈でのFMDは，複合エンドポイントの独立した強力な発症予測因子であった[4]．非薬物療法における血管内皮機能の報告としては，心臓リハビリテーション，和温療法や心臓再同期療法[*3]（cardiac resynchronization therapy：CRT）に関する報告がある．

高齢心不全患者を対象に2週間のサイクルエルゴメータを用いた低負荷運動療法を行ったところ，6分間歩行距離は有意に増加し，特に80歳以上の群において，RH-PAT indexは有意に改善した．この血管内皮機能改善効果は，従来からの低負荷ストレッチと歩行訓練による運動療法では，認められなかった[5]．

心不全患者に対する和温療法（温熱療法）[*4]は，体温上昇により増加した心拍出量によって末梢血管のずり応力が血管内皮でのNO産生を促し，血管内皮機能が改善することで心不全症状を改善すると考えられている．慢性心不全患者を対象とした2週間の和温療法の効果をみた検討では，％FMDの改善は自覚症状の軽減や血中BNP値の低下と関連していたという[6]．

心不全に対するCRTは薬物治療群と比べて有意にRH-PATによる血管内皮機能を改善し，心拍出量の増加が得られたと報告されている[7]．

Case 8　心不全に対する疾病管理

71歳 女性，高血圧と慢性心不全にて加療中．
これまでに3回の心不全の入退院を繰り返したため，週1回の運動療法に加え，包括的心臓リハビリテーションとして，心不全疾病管理指導（減塩，体重管理，適度なウォーキング）を行った．
3ヶ月後には，6分間歩行距離が増加し，RH-PAT indexは改善した．

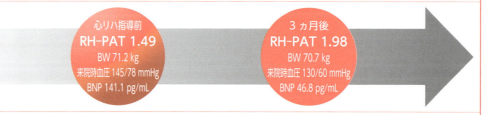

血中BNP値も100 pg/mL未満で推移しており，2年経過しているが心不全再発による入院はない．

[*3] 両心室ペーシングとも呼ぶ．左右心室をペーシングすることで，収縮のタイミングのずれを補正し，心ポンプ機能を改善させる治療．拡張型心筋症や心筋梗塞後の心不全患者に対し，QOLと予後を改善する非薬物療法として確立している．
[*4] 心身を和ませる温度で全身を15分間均等加温室（器）で保温し，深部体温を約1.0〜1.2℃上昇させた後，さらに30分間の安静保温で和温効果を持続させ，終了時に発汗に見合う水分を補給する治療法（Waon Therapy）．

6. 心血管イベント発症予測

　冠動脈内アセチルコリン注入，FMD，RH-PAT を用いた血管内皮機能測定は，心血管イベント発生の予測に有用とされている[1,4,8〜11]．心臓カテーテル検査を行った患者 308 名の平均 3.8 年の追跡において，アセチルコリン冠動脈内注入による血管内皮機能検査は，心血管イベント（心血管死，心筋梗塞，脳卒中，不安定狭心症）発症の独立した予後予測因子であった[10]．一般住民 842 名を対象とした 3 年の観察研究では，心血管イベント発症予測に FMD が有用であった[11]．また，冠動脈疾患患者を対象とした 442 名の検討では，RH-PAT index は心血管イベント発症予測因子として有用であったという[8]．

　さらに慢性心不全患者を対象とした観察研究では，心血管イベント発症の長期的予測因子として FMD が有用であったとも報告されている[4,9]．慢性心不全患者 67 名を対象とした中央値 3.9 年の観察研究では，FMD，糖尿病の有無，左室駆出率が主要エンドポイント（心臓死，心不全悪化による入院，心移植）の独立した予測因子として有用であった[9]．321 名の左室駆出率正常心不全患者を対象とした平均追跡期間 1.7 年の前向き観察研究において，RH-PAT による血管内皮機能は心血管イベントの予後予測因子であったという[1]．

　一方，冠動脈造影を行った 398 名を対象とした平均 3.3 年の観察研究では，心血管イベント発症の長期予測因子としては，FMD は有用ではなかったとする報告がある[12]．冠動脈病変の有無と上腕動脈の内膜中膜複合体厚（intima-media thickness：IMT）のみが有用であり，上腕動脈 FMD の予測能は十分ではなかったという．FMD 検査については，測定部位，測定機器，駆血部位に関する統一した基準が必要との指摘もあり，血管内皮機能の心血管イベント発症予測については，測定方法別のメタ解析が望まれる．結果として導き出される最適化された測定方法を用いることで，さらに予後予測因子としての血管内皮機能の有用性が高まるものと期待する．

参考文献

1) Akiyama E, et al.：Incremental prognostic significance of peripheral endothelial dysfunction in patients with heart failure with normal left ventricular ejection fraction. J Am Coll Cardiol, 60（18）：1778-1786, 2012.
2) Matsue Y, et al.：Endothelial dysfunction measured by peripheral arterial tonometry predicts prognosis in patients with heart failure with preserved ejection fraction. Int J Cardiol, 168（1）：36-40, 2013.
3) Ades PA, et al.：The effect of weight loss and exercise training on flow-mediated dilatation in coronary heart disease：a randomized trial. Chest, 140（6）：1420-1427, 2011.
4) Meyer B, et al.：Flow-mediated vasodilation predicts outcome in patients with chronic heart failure：comparison with B-type natriuretic peptide. J Am Coll Cardiol, 46（6）：1011-1018, 2005.
5) Ozasa N, et al.：Effects of machine-assisted cycling on exercise capacity and endothelial function in elderly patients with heart failure. Circ J, 76（8）：1889-1894, 2012.
6) Kihara T, et al.：Repeated sauna treatment improves vascular endothelial and cardiac function in patients with chronic heart failure. J Am Coll Cardiol, 39（5）：754-759, 2002.
7) Enomoto K, et al.：Improvement effect on endothelial function in patients with congestive heart failure treated with cardiac resynchronization therapy. J Cardiol, 58（1）：69-73, 2011.
8) Matsuzawa Y, et al.：Peripheral endothelial function and cardiovascular events in high-risk patients. J Am Heart Assoc, 2（6）：p. e000426, 2013.
9) Fischer D, et al.：Endothelial dysfunction in patients with chronic heart failure is independently associated with increased incidence of hospitalization, cardiac transplantation, or death. Eur Heart J, 26（1）：65-69, 2005.
10) Halcox JP, et al.：Prognostic value of coronary vascular endothelial dysfunction. Circulation, 106（6）：653-658, 2002.
11) Shimbo D, et al.：The association between endothelial dysfunction and cardiovascular outcomes in a population-based multi-ethnic cohort. Atherosclerosis, 192（1）：197-203, 2007.
12) Frick M, et al.：Prognostic value of brachial artery endothelial function and wall thickness. J Am Coll Cardiol, 46（6）：1006-1010, 2005.

あとがき

　私の血管内皮との出会いは，大学院での培養血管内皮細胞の実験から始まる．シャーレの中で美しく整然と並ぶ内皮細胞は，とても繊細であるのに凛とした佇まいを思わせ，血管平滑筋ほど無遠慮に増殖し続けることなく，それでいてさまざまな刺激には敏感に反応し，多彩な細胞機能の変化を示すのであった．わずかな培養条件の変化によってその姿形を変え，容易にアポトーシスを生じるとともに，継代を重ねることによってみるからに老化細胞へと変化し，最後には内皮細胞らしからぬ敷石状を呈して増殖を止めてしまう．その一方で一部の細胞を削ぎ落とすと，すぐに増殖・遊走のスイッチが入り再内皮化が起こり，ゲル状のコラーゲンの中では瞬く間に3次元の管腔を形成する．とても大切なのに扱いにくく，だが与えられた環境によっては驚くほどの力を発揮する．

　初めての臨床研究でバイオマーカーの測定を担当させていただいた私は，重症心不全患者の末梢血中で，実にさまざまな炎症性サイトカインや抗炎症性サイトカインが高濃度で検出されることを知る．その当時，「なぜ心臓の調子が悪くなると，敗血症や自己免疫疾患で上昇するような『炎症』物質が血液の中に大量に分泌されるのだろう」と，とても不思議に思ったことを覚えている．重症心不全や急性冠症候群の患者において，血中に増加する炎症性サイトカインや増殖因子は，おそらく病気に抗う生体の防御反応に違いない，そう感じていた．

　ちょうどその頃，血管内皮は細胞数や面積の割合からすると，生体内において最大の臓器であるという事実に驚き，全身にくまなく張り巡らされている血管において，何が起こりそれが心血管病とどのように関わっているのか，とても興味を持った．血管内皮細胞がこれらのさまざまな生理活性物質の供給源であることを学び，血管内皮細胞のもつ機能に強く惹かれた．留学中は，より詳細な血管内皮細胞の細胞機能について，とくに酸化ストレスに関する基礎研究を担当させていただいた．そこで血管内皮での活性酸素種産生をめぐる細胞内シグナル伝達を解析するうちに，心血管病の多くは，この血管内皮細胞がその役割を果たせなくなったことによって発症・進展するのだ，という思いが確信に変わっていった．

　帰国後に配属された心臓二次予防センターでは，心血管病患者の疾病管理に従事させていただいた．2007年から臨床研究のサロゲートマーカーとしての血管内皮機能測定を開始した．薬物治療や運動療法など，さまざまな介入に対して血管内皮機能検査が予想以上に鋭敏に反応するのを目の当たりにし，循環器病予防医学における血管内皮機能の役割を明らかにする必要性を感じた．

　ちょうどそんな時に，血管内皮機能に関わる書籍出版のお話をいただき，ぜひ私自身もこれまでの血管内皮機能に関する知見をまとめて十分に整理したいと考えて，本書の執筆を決意した．しかし，御高名な諸先生方がご執筆されるならまだしも，私のような若輩者が本当に本書をまとめきれるのかという思いが日を追うごとに強くなり，不安に苛まれながらの執筆開始となった．南山堂の萩川さんには，構想の段階から仕上げの段階においてまでも，多くの的確なアドバイスで大変勇気付けていただいたことに心よりお礼を申し上げたい．おかげさまで，私が皆様にお伝えしたい血管内皮にまつわるテーマについては，なんとかすべてを凝縮できたのではないかと思っている．

　これまでの血管内皮機能検査は，限られた臨床研究の場でのみ用いられることが多かったと思われるが，今後はそれぞれの血管内皮機能検査によって得られる情報の特性を最大限に生かした，治療効果判定指標・予後予測指標としての活用が大いに期待されている．本書が血管内皮機能に関する最新版の手引きとして，読者の皆様の日常診療や研究において，少しでもお役に立てば幸いである．

東條　美奈子

略語一覧

略　語	正式名称	日本語
α-GI	alpha-glucosidase inhibitor	アルファ（α）グルコシダーゼ阻害薬
ABI	ankle brachial index	足関節上腕血圧比
ACE	angiotensin-converting enzyme	アンジオテンシン変換酵素
ADM	adrenomedullin	アドレノメデュリン
ADMA	asymmetric dimethyl arginine	非対称性ジメチルアルギニン
AFRS	age-adjusted Framingham risk score	年齢調整フラミンガムスコア
AGEs	advanced glycation end products	終末糖化産物
AI	augmentation index	脈波増大係数
ANP	atrial natriuretic peptide	心房性ナトリウム利尿ペプチド
APTE	acute pulmonary thromboembolism	急性肺血栓塞栓症
ASO	arteriosclerosis obliterans	閉塞性動脈硬化症
AT-Ⅲ	antithrombin Ⅲ	アンチトロンビンⅢ
baPWV	brachial-ankle PWV	上腕-足首間脈波伝播速度
BAV	bicuspid aortic valve	大動脈二尖弁
BH_4	tetrahydrobiopterin	テトラヒドロビオプテリン
BMI	body mass index	ボディマスインデックス
BMS	bare metal stent	ベアメタルステント
BNP	brain natriuretic peptide	脳性ナトリウム利尿ペプチド
CABG	coronary artery bypass grafting	冠［状］動脈バイパス［手］術
CAVI	cardio ankle vascular index	心臓足首血管指数
cGMP	cyclic guanosine monophosphate	環状グアノシンーリン酸
CKD	chronic kidney disease	慢性腎臓病
CNP	C-type natriuretic peptide	Ｃ型ナトリウム利尿ペプチド
COX	cyclooxygenase	シクロオキシゲナーゼ
CRP	C-reactive protein	Ｃ反応性蛋白
CRT	cardiac resynchronization therapy	心臓再同期療法
CTGF	connective tissue growth factor	結合組織増殖因子
DES	drug eluting stent	薬剤溶出［性］ステント
DHA	docosahexaenoic acid	ドコサヘキサエン酸
DPP	dipeptidyl peptidase	ジペプチジルペプチダーゼ
dROMs	derivative of reactive oxygen metabolites	活性酸素代謝産物
DVT	deep venous (vein) thrombosis	深部静脈血栓［症］
ECP	external counter-pulsation	体外式カウンターパルセーション
ecSOD	extracellular superoxide dismutase	細胞外スーパーオキシドジスムターゼ
eGFR	estimated glomerular filtration rate	推定糸球体濾過量
EMP	endothelial microparticles	血管内皮細胞由来微小粒子
eNOS	endothelial nitric oxide synthase	内皮型一酸化窒素合成酵素
EPA	eicosapentaenoic acid	エイコサペンタエン酸

略　語	正式名称	日本語
EPS	endothelial progenitor cell	血管内皮前駆細胞
ESL	endothelial surface layer	（血管）内皮表層
ESR	electron spin resonance	電子スピン共鳴
ET	endothelin	エンドセリン
FH	familial hypercholesterolemia	家族性高コレステロール血症
FMD	flow-mediated dilation	血流依存性（血管）拡張
GPX	glutathione peroxidase	グルタチオンペルオキシダーゼ
H_2O_2	hydrogen peroxide	過酸化水素
HF	high frequency	高周波成分（領域）
HRV	heart rate variability	心拍変動［性］
HS	heparan sulfates	ヘパラン硫酸
ICAM-1	intercellular adhesion molecule-1	細胞間接着分子1
IL-6	interleukin-6	インターロイキン6
IMT	intima media thickness	内膜中膜複合体厚
iNOS	inducible nitric oxide synthase	誘導型一酸化窒素合成酵素
ISDN	isosorbide dinitrate	硝酸イソソルビド
IVUS	intravascular ultrasonography	血管内超音波法
JCS	Japanese Circulation Society	日本循環器学会
KLF2	krüppel-like factor 2	クルッペル様転写因子
LAB	LOX-1 ligand containing apoB	LOX-1 結合 apoB 含有リポ蛋白
LDL	low density lipoprotein	低比重リポ蛋白
LDLR	low-density lipoprotein receptor	低比重リポ蛋白受容体
LF	low frequency	低周波成分
L-NAME	N^G-nitro-L-arginine methylester	N^G-ニトロ-L-アルギニンメチルエステル
LPS	lipopolysaccharide	リポ多糖体
LVAD	left ventricular assist device	左室補助人工心臓
MCP	monocyte chemoattractant protein	単球走化性蛋白
MDA-LDL	malonyldialdehyde modified low-density lipoprotein	マロンジアルデヒド低比重リポ蛋白
MMP	matrix metalloproteinase	マトリックスメタロプロテアーゼ
MPO	myeloperoxidase	ミエロペルオキシダーゼ
NF-κB	nuclear factor kappa B	核内転写因子 κB（カッパービー）
NO	nitric oxide	一酸化窒素
NOAC	new (or non-vitamin K) antagonist oral anticoagulant	新規（あるいは非ビタミンK）経口抗凝固薬
NOx	nitrogen oxides	窒素酸化物
NYHA	New York Heart Association	ニューヨーク心臓協会
$ONOO^-$	peroxynitrite	ペルオキシ亜硝酸塩
OSA	obstructive sleep apnea	閉塞性睡眠時無呼吸
ox-LDL	oxidized LDL (low density lipoprotein)	酸化低比重リポ蛋白

略　語	正式名称	日本語
PAD	peripheral arterial disease	末梢動脈疾患
PAF	platelet activating factor	血小板活性化因子
PAH	pulmonary arterial hypertension	肺動脈性肺高血圧［症］
PAI-1	plasminogen activator inhibitor-1	プラスミノゲン活性化因子インヒビター1
PAPP-A	pregnancy-associated plasma protein-A	妊娠関連血漿蛋白質A
PCI	percutaneous coronary intervention	経皮的冠［状］動脈インターベンション
PDGF	platelet-derived growth factor	血小板由来増殖（成長）因子
PGE2	prostaglandin E2	プロスタグランジンE2
PGI2	prostacyclin, prostaglandinI2	プロスタサイクリン
PlGF	placenta growth factor	胎盤増殖因子
PTX3	pentrixin3	ペントラキシン3
PUFA	polyunsaturated fatty acid	多価不飽和脂肪酸
PWV	pulse wave velocity	脈波伝播速度
RH-PAT	reactive hyperemia-peripheral arterial tonometry	指尖脈波による反応性充血
ROS	reactive oxygen species	活性酸素種
SAS	sleep apnea syndrome	睡眠時無呼吸症候群
sFasL	soluble Fas ligand	可溶性Fasリガンド
sGC	soluble guanylate cyclase	可溶性グアニル酸シクラーゼ
sRAGE	soluble receptor for AGEs	可溶性AGE受容体
SYNTAX score	synergy between PCI with Taxus and cardiac surgery score	シンタックススコア
TAFI	thrombin-activatable fibrinolysis inhibitor	トロンビン活性化線溶阻害因子
TAO	thromboangiitis obliterans (Buerger's disease)	閉塞性血栓血管炎
TF	tissue factor	組織因子
TGF	transforming growth factor	形質転換増殖因子
Tie-2	receptor for angiopoietin	アンジオポエチン受容体
TIMP	tissue inhibitor of metalloproteinase	組織メタロプロテアーゼ阻害因子
TM	thrombomodulin	トロンボモデュリン
TNF	tumor necrosis factor	腫瘍壊死因子
TP	total power	総神経活動量
t-PA	tissue plasminogen activator	組織プラスミノゲン活性化因子
TXA_2	thromboxane A_2	トロンボキサンA_2
ucOC	undercarboxylated osteocalcin	非カルボキシル化オステオカルシン
VCAM-1	vascular cell adhesion molecule 1	血管細胞接着分子1
VEGF	vascular endothelial growth factor	血管内皮増殖因子
vWF	von Willebrand factor	フォン・ウィルブラント因子

索 引

日本語

■ あ行

アセチルコリン 12, 21, 29, 47
アディポネクチン 55
アデノシン 48
アドレノメデュリン 26
一次予防 48
一酸化窒素 3, 41
インスリン抵抗性 62
インターロイキン6 4
うつ病 67
エイコサペンタエン酸 69
エストロゲン 53
エルゴノビン 12, 28
炎症 9, 18, 41
エンドセリン 8, 48
エンドトキシン 5
オステオカルシン 15

■ か行

カドヘリン 9
可溶性 LOX-1 28
カルシウム拮抗薬 13, 63
加齢 61
冠動脈形成術 62
冠動脈疾患 53
冠攣縮 28
冠攣縮性狭心症 15, 35, 63
器質的冠動脈狭窄 24
喫煙 54
急性心筋梗塞 81
急性肺血栓塞栓症 64
凝固・線溶系バランス 5
虚血性心疾患 18
禁煙指導 78, 81
クモ膜下出血 8
グリコカリックス 4
グリコプロテイン 4
グルコースクランプ法 55
頸動脈内膜中膜複合体厚 26
血管炎症 8
血管機能の非侵襲的評価法に関するガイドライン 22
血管機能不全 9
血管内超音波 34
血管内皮機能検査 16
血管内皮細胞 1
血管内皮傷害反応仮説 13
血管内皮前駆細胞 28
月経周期 61
血小板活性化因子 36
血小板凝集能亢進 67
血栓溶解阻害因子 59
血中エストロゲン 61
減塩 53
減量指導 76
交感神経活性 3
交感神経活動指標 44
高感度 C 反応性蛋白 27
高血圧 53, 54
高尿酸血症 53, 57
コーヒーポリフェノール 74

■ さ行

サイクルエルゴメータ 50, 82
最大歩行速度 59
サイトカイン 1
酸化 LDL 5, 15
　　――受容体 28
酸化ストレス 13, 18, 42
脂質異常症 56
指尖脈波 23
循環器予防医学 17
静脈血栓塞栓症 64
上腕駆血 25
食後高血糖 58
食後高脂血症 56
自律神経失調 44
心臓再同期療法 82
心臓二次予防 18
心臓微小血管狭心症 33
心臓リハビリテーション 80
身体活動 59
心拍変動 25, 44
深部静脈血栓症 36, 64
心不全 65, 82
心房細動 39
睡眠時無呼吸症候群 59
スーパーオキサイド 41, 42
スカベンジャー受容体 15
ストレインゲージ式脈波記録法 21
ストロングスタチン 81

ずり応力 6, 82
節酒指導 81
選択的腸内除菌 52
前腕駆血 25
足関節上腕血圧比 23

■ た行

体外式カウンターパルセーション 66
耐糖能異常 55
大動脈二尖弁 67
テトラハイドロビオプテリン 54
電子スピン共鳴法 25
糖尿病 55
動脈硬化進展予防 76
動脈硬化スクリーニング 18
動脈硬化性疾患 19, 50
動脈硬化の進展 3
特発性肺動脈性肺高血圧 65
トロンボモデュリン 6, 36, 47

■ な行

二次予防 49
人間ドック 18

■ は行

パーオキシナイトライト 41
バイオマーカー 25
肺高血圧 65
肺動脈性肺高血圧 8
微小血管狭心症 35
ヒスタミン 16
ビタミンC 68
ビタミンE 68
肥満 58
フォン・ウィルブラント因子 27
副交感神経活動指標 44
不整脈 61
不飽和脂肪酸 69
プラーク破裂 3
ブラジキニン 3
フラミンガムリスクスコア 22, 27
プレチスモグラフィ 21
プロアドレノメデュリン 27
プロスタサイクリン 47

プロテオグリカン 4
ベアメタルステント 63
閉塞性血栓性血管炎 63
閉塞性動脈硬化症 63
法線応力 6

■ ま行

マグネシウム 68
慢性腎臓病 58, 76
慢性心不全 66
脈波伝播速度検査 17
メタボリックシンドローム 58

■ や行

薬剤溶出性ステント 63
葉酸 68
容積脈波 21
予後改善因子 17
予後予測因子 18

■ わ行

和温療法 64, 82
ワルファリン 62, 79

外国語

acute pulmonary thromboembolism (APTE) 64
adrenomedullin 26
AngiotensinⅡ 2
ankle brachial index (ABI) 23, 34
arteriosclerosis obliterans (ASO) 63
asymmetric dimethylarginine (ADMA) 26
atrial natriuretic peptide (ANP) 5
augmentation index (AI) 23
β遮断薬 63
bicuspid aortic valve (BAV) 67
bone morphogenic protein-2 (BMP-2) 15

Buerger 病 64
cardiac resynchronization therapy (CRT) 82
cardiac syndrome X 35
cardio-ankle vascular index (CAVI) 34
chronic kidney disease (CKD) 58
deep vein thrombosis (DVT) 64
EndoPAT™ 12
endothelial nitric oxide synthase (eNOS) 4
endothelial progenitor cells (EPCs) 28
endothelin-1 (ET-1) 8, 26
external counter-pulsation (ECP) 66
flow-mediated dilation (FMD) 9, 11, 22
glycocalyx 4
Griess 法 25
high-sensitivity C-reactive protein (hs-CRP) 26
intercellular adhesion molecule-1 (ICAM-1) 13, 28
interleukin-6 (IL-6) 4
intravascular ultrasound (IVUS) 34
Klotho 9
krüppel-like factor 2 (KLF2) 6
lectin-like oxidized LDL receptor-1 28
LF/HF 44
L-NAME 21
L-アルギニン 4
monocyte chemoattractant protein-1 (MCP-1) 13
NADPH オキシダーゼ 42
nitric oxide (NO) 3, 41
NOAC 62
NOx 26
NO 合成酵素阻害薬 21
nuclear factor-kappa B (NF-κB) 6

obstructive sleep apnea (OSA) 59
optical coherence tomography (OCT) 34
oxidized LDL (ox-LDL) 2, 6
pentraxin 3 (PTX3) 27
plasminogen activator inhibitor-1 (PAI-1) 13
platelet activating factor (PAF) 36
prostaglandin I_2 (PGI_2) 36
pulmonary arterial hypertension (PAH) 8
pulse wave velocity (PWV) 17
reactive hyperemia-peripheral arterial tonometry (RH-PAT) 11, 23
shear stress 6
shedding 5
strain-gauge plethysmography 21
stretch 6
sVCAM-1 28
SYNTAX score 49
tetrahydrobiopterin 53
thrombin-activatable fibrinolysis inhibitor (TAFI) 59
thromboangiitis obliterans (TAO) 63
thromboxane A_2 (TXA_2) 2
tissue plasminogen activator (t-PA) 36
tumor necrosis factor-α (TNF-α) 5, 9
vascular cell adhesion molecule 1 (VCAM-1) 6, 13
vascular endothelial growth factor (VEGF) 2
venous thromboembolism (VTE) 64
Virchow の 3 徴 64
von Willebrand factor (vWF) 26

著者略歴

東條美奈子（とうじょうみなこ）
北里大学医療衛生学部 准教授/北里大学大学院医療系研究科 専任准教授

　1995年山形大学医学部，1999年同大学院医学系研究科卒業．医学博士．2003～2005年米国ジョージア州エモリー大学留学を経て，2009年より現職．循環器専門医，総合内科専門医，米国内科学会フェロー，米国心臓協会フェロー．専門は循環器予防医学．心臓リハビリテーションを含む，心血管病発症・再発予防のための疾病管理に関する診療と医学研究に従事．
　日本循環器学会社員（女性枠），日本循環器病予防学会理事，日本心臓リハビリテーション学会評議員，循環器女性医師懇話会（JJC）世話人ほか，女性医師ならではの社会貢献を目指している．

血管内皮機能を診る
循環器疾患管理に生かす評価と実際　　©2015

定価（本体 2,800 円＋税）

2015年 1 月20日	1版 1刷	
2016年 1 月15日	2刷	
2016年 4 月20日	3刷	

著　者　東條美奈子
発行者　株式会社　南山堂
代表者　鈴木　肇

〒113-0034　東京都文京区湯島 4 丁目 1-11
TEL 編集(03)5689-7850・営業(03)5689-7855
振替口座　00110-5-6338

ISBN 978-4-525-21021-2　　　　Printed in Japan

本書を無断で複写複製することは，著作者および出版社の権利の侵害となります．
　JCOPY　＜(社)出版者著作権管理機構 委託出版物＞
本書の無断複写は著作権法上での例外を除き禁じられています．複写される場合は，そのつど事前に，(社)出版者著作権管理機構(電話 03-3513-6969, FAX 03-3513-6979, e-mail: info@jcopy.or.jp)の許諾を得てください．

スキャン，デジタルデータ化などの複製行為を無断で行うことは，著作権法上での限られた例外（私的使用のための複製など）を除き禁じられています．業務目的での複製行為は使用範囲が内部的であっても違法となり，また私的使用のためであっても代行業者等の第三者に依頼して複製行為を行うことは違法となります．